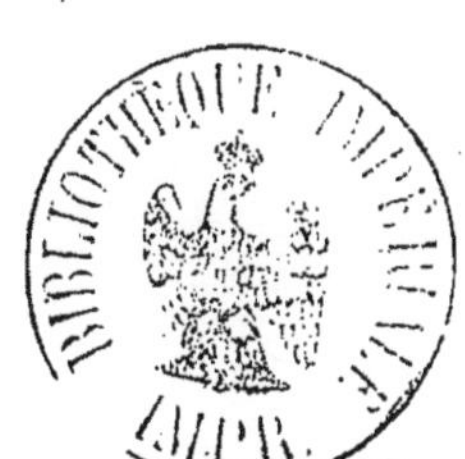

A M. LE DR BAILLARGER

Médecin à l'hospice de la Salpêtrière,
Membre de l'Académie impériale de Médecine,
Chevalier de la Légion d'Honneur.

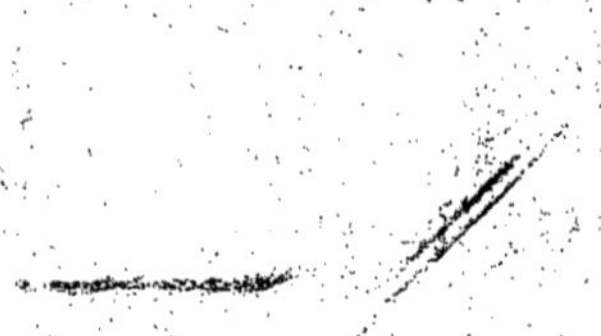

Paris. — A. PARENT, imprimeur de la Faculté de Médecine, rue Monsieur-le-Prince, 31.

DE LA FOLIE

AUX MALADIES AIGUËS

PAR

Le Dr E. MUGNIER

Ancien Interne à l'Hôpital de la Charité de Turin.

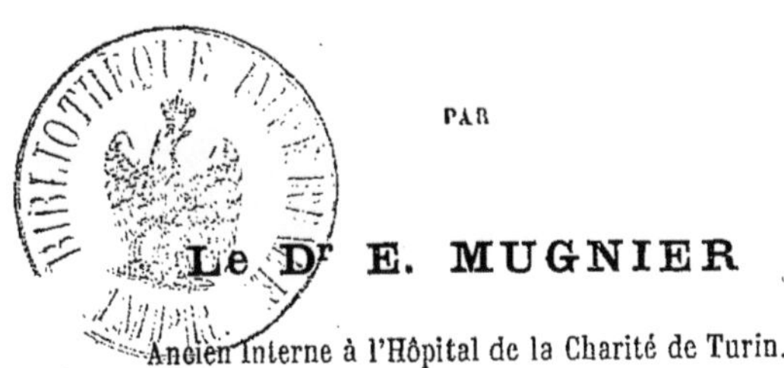

————————

PARIS

ADRIEN DELAHAYE, LIBRAIRE-ÉDITEUR

PLACE DE L'ÉCOLE DE MÉDECINE

1865

DE LA FOLIE

CONSÉCUTIVE

AUX MALADIES AIGUËS

Mens sana in corpore sano.

Le champ si vaste de la médecine que l'on croyait il y a quelque temps complétement exploré, s'est encore agrandi, et l'observateur a vu depuis peu s'ouvrir devant lui des horizons nouveaux.

Grâce à la méthode exacte qui prévaut aujourd'hui, non moins qu'aux procédés d'investigation si nombreux et si perfectionnés, grâce aussi aux progrès de la physiologie expérimentale et des sciences en général, la nature des phénomènes a été mieux appréciée; et si le jour ne s'est pas encore fait complétement, on a eu au moins ce mérite de reconnaître qu'en beaucoup de points la science était à faire: science nouvelle, chercheuse des vérités démontrées et palpables, science qui, par l'étude approfondie et minutieuse des faits, pourra conduire à la connaissance plus parfaite de la nature des maladies.

Parmi celles-ci, une des plus obscures, malgré les travaux nombreux et remarquables de ce temps-ci, est certainement l'aliénation mentale.

Ayant eu récemment l'occasion de suivre à la Salpêtrière le service de M. Baillarger, et d'entendre les leçons de ce savant aliéniste, nous avons puisé dans cette circonstance l'idée de traiter ce sujet : *De la Folie consécutive aux maladies aiguës;* sujet qui, appartenant surtout à la pathologie spéciale des aliénés, se rattache cependant par une foule de branches à la pathologie normale.

Nous avons pensé qu'il y aurait peut-être quelque intérêt à faire sortir des recueils périodiques où ils sont épars, ces faits par cela même trop ignorés du plus grand nombre des médecins.

Nulle part, en effet, ce sujet n'est traité *ex professo.* On voit, il est vrai, mentionné dans les *Comptes rendus de l'Académie des sciences* (1857), un mémoire de M. Thore sur *la Folie consécutive aux maladies aiguës;* l'auteur y traitait également de la folie concomitante à ces maladies, malheureusement ce mémoire n'a jamais été publié. Un certain nombre de faits recueillis par M. Thore furent d'ailleurs insérés dans les *Annales médico-psychologiques,* où nous les avons retrouvés; d'autres furent signalés dans le même recueil (1845-1863) par MM. Max Simon, Leudet et plusieurs internes d'asiles d'aliénés (1).

____

(1) On trouvera, à propos des faits particuliers, toutes les indications bibliographiques.

Nous-même avons pu recueillir, dans le service de M. Baillarger et dans les registres qu'il a bien voulu mettre à notre disposition, un certain nombre de faits, qui pourront contribuer à jeter quelque jour sur la question.

Avant d'aller plus loin, nous tenons à préciser ce mot de *folie* et à justifier ou au moins à expliquer notre titre.

Pour le dire en deux mots, nous comprenons sous le nom de *folie* toutes les formes de vésanies observées, en y comprenant le délire aigu, quelle qu'en soit d'ailleurs la cause prochaine et immédiate.

« Depuis les beaux travaux de Bayle, dit M. Regnard (1), le cercle des variétés de folies rangées dans la classe des névroses va de plus en plus se rétrécissant. Qui ne sait que les fous par méningo-encéphalite chronique (paralysie générale), par intoxication alcoolique, remplissent une grande partie du cadre des asiles? »

Il faudra y ajouter, croyons-nous, un certain nombre de folies nées sous la dépendance plus ou moins immédiate d'une maladie aiguë ou chronique.

Les premières doivent seules nous occuper ici ; il résulte des observations recueillies à diverses sources et reproduites plus loin, que le nombre des affections aiguës qui peuvent déterminer à leur suite

______

(1) *Gazette des hôpitaux*, 13 septembre 1867, p. 426.

la folie est relativement fort restreint. La fièvre typhoïde, le choléra et le typhus, la pneumonie et la pleurésie, le rhumatisme articulaire aigu, les fièvres éruptives, l'érysipèle et l'angine nous ont fourni les sujets de nos observations.

L'état puerpéral et les intoxications qui, à la rigueur, rentrent dans cet ordre d'idées, ne pouvaient être étudiés ici. L'étude des intoxications nous eût conduit trop loin; quant à l'état puerpéral, la question est suffisamment connue et nous n'aurions pu que la résumer d'après des traités spéciaux très-bien faits.

D'ailleurs, dans le cours de nos recherches, l'horizon s'est agrandi beaucoup plus que nous ne pouvions l'espérer, et nous sommes parvenu à réunir quarante-trois observations, reproduites presque toutes en entier; ceci nous paraissait de la dernière importance : d'abord nous avons ainsi évité des recherches nouvelles, puis les faits étant étalés à tous les yeux, nous mettons le lecteur à même de les comparer, de les confronter pour ainsi dire avec nos conclusions.

Si nous nous sommes trompé, d'autres pourront voir plus juste et il nous est permis d'espérer que notre étude dans tous les cas n'aura pas été inutile.

CHAPITRE Ier.

DES DIVERSES MALADIES AIGUES A LA SUITE DESQUELLES
L'ALIÉNATION MENTALE A ÉTÉ OBSERVÉE.

§ Ier. — *Fièvre typhoïde.*

C'est surtout à la suite de la fièvre typhoïde que l'on a pu observer des cas relativement nombreux d'aliénation mentale.

Aussi l'attention des auteurs fut-elle aussitôt attirée sur ce point; si bien que la fièvre typhoïde jouit pendant longtemps du privilége d'être seule, entre toutes les maladies aiguës, rangée parmi les causes occasionnelles de la folie.

Ainsi on la trouve (implicitement comprise sous le titre *fièvres*) mentionnée au tableau des *Causes physiques de la folie* dans l'ouvrage d'Esquirol (1). Encore est-il juste d'ajouter qu'il considère ces « fièvres de mauvais caractère » comme *prédisposant* simplement à l'aliénation, qui n'éclate que quelques mois ou quelques années après. Un des côtés de la question qui nous occupe actuellement lui avait évidemment échappé.

Celui qu'on peut appeler le créateur de la fièvre

______
(1) Esquirol, ouvr. cité, t. 1.

typhoïde, en ce sens qu'il mit fin à ce chaos des fièvres malignes, putrides, muqueuses et autres qui encombraient la pathologie, Louis, dans ses *Recherches anatomo-pathologiques*, cite deux cas de folie bien caractérisée, développés pendant la convalescence de la fièvre typhoïde (1).

Chomel, dans sa *Clinique médicale*, rapporte un fait à peu près semblable, et M. Forget signale dans son ouvrage sur l'entérite folliculeuse l'aliénation mentale qui survient dans la convalescence de cette maladie.

Suivant M. Littré, le dérangement des facultés intellectuelles est un des inconvénients fâcheux dans la convalescence de la dothiénentérie (2).

En 1844, M. Max Simon (3) publiait plusieurs observations fort intéressantes sur le même sujet et que nous reproduisons plus loin. Combattant l'opinion d'Esquirol citée plus haut, il regarde la folie comme liée, dans ce cas, à la maladie elle-même et survenant immédiatement; de telle sorte que le délire apyrétique de la convalescence ne serait le plus souvent que la continuation du délire de la fièvre.

En cela il a été trop loin, quoique le fait puisse se présenter, et nous en citerons un exemple des plus frappants rapporté par M. Trélat.

(1) *Recherches anatomo-pathologiques sur la fièvre typhoïde*, t. II, p. 83.

(2) *Dictionnaire de médecine* en 30 volumes, t. X, p. 434.

(3) *Journal des connaissances médico-chirurgicales;* août 1844,

OBSERVATION Ire.

« Nous connaissons un jeune homme qui, déjà rétabli de tout point d'une fièvre typhoïde, conserva pourtant quelque temps encore une de ses conceptions délirantes. Il était persuadé qu'il avait à lire une grande quantité de lettres reçues et mises avec soin dans une boîte au moment où il était tombé malade ; et ce qu'il y a de piquant, c'est qu'il était parvenu, par la netteté de son assertion, à la faire accueillir autour de lui. On chercha inutilement la boîte parmi les effets installés avec lui dans le domicile temporaire où il recevait des soins, et il s'écria tout à coup, pendant qu'on faisait ces recherches : « Mais..... je pourrais bien me tromper. Ces lettres, dont j'ai « toujours parlé pendant ma maladie, est-ce que je ne les ai pas « rêvées ? (1) »

L'observation 7 fournit un exemple analogue.

Mais le plus souvent il n'en est pas ainsi, et le délire apyrétique éclate lorsque déjà les conceptions et les hallucinations de la fièvre ont complétement cessé.

Le Dr Schalger, de Vienne (Autriche), dans un travail important sur la double influence de la fièvre typhoïde sur la production de l'aliénation mentale et sur sa guérison (2), travail publié en 1858, se croit autorisé à regarder la fièvre typhoïde comme une des conditions étiologiques les plus actives de l'aliénation mentale ; il a même consacré par un nom particulier, celui de *typhomanie*, la folie qui lui est consécutive.

M. Dagonet (3), à propos des troubles intellec-

(1) *Annales médico-phsychologiques :* année 1856, p. 174.
(2) *Oesterreich. Zeitschrift für prakt. Heilkunde :* 1858 (*Gazette des hôpitaux ,* 6 février 1858).
(3) *Traité des maladies mentales,* p. 208.

tuels qui peuvent survenir à la suite de la fièvre typhoïde, déclare «avoir été tourmenté lui-même pendant la convalescence d'une fièvre typhoïde grave, par des idées fixes de diverse nature et le regret exagéré de la perte d'un objet insignifiant. »

Nous citons ici les différentes observations que nous avons trouvées sur ce sujet et celles que nous avons recueillies nous-même.

Nous les rangerons en deux séries, d'après la nature du délire :

1° Les cas de *monomanie ambitieuse ;*

2° Ceux de *délire varié*, mais accompagnés presque tous d'un *affaiblissement intellectuel notable.*

Première série.

OBSERVATION II.

(Max Simon, *Journal des connaissances médico-chirurgicales ;* août 1844.)

Le comte de X....., dans la convalescence d'une fièvre typhoïde, fut pris d'*une véritable monomanie* qui consistait à vanter à tout propos la magnificence de son écurie. A l'entendre, c'était un véritable haras dans lequel des chevaux arabes pur sang laissaient indécis le jugement du sportman le plus éclairé. Malheureusement cette imagination était bien loin de la réalité. Dans ce cas l'aliénation mentale disparut à mesure que l'alimentation rendit à la constitution épuisée les forces nécessaires au jeu des organes.

OBSERVATION III.

(Sauvet, *Annales médico-psychologiques ;* année 1845.)

Fièvre typhoïde chez une jeune fille; guérison; intégrité des fonctions; *monomanie* des grandeurs.

Anna X....., fille de pauvres vignerons, se fit remarquer

dès son enfance par un désir des richesses peu ordinaire parmi les filles de sa condition. Devenue plus grande, elle écoutait avec plaisir les avantages attachés à la condition de domestique, que plusieurs de ses amies lui disaient avoir rencontrés à Paris. Un jour elle se rend dans cette ville afin de parvenir plus vite à la richesse. Mais là les désillusions arrivent, les besoins se font sentir, et Anne tombe malade d'une fièvre typhoïde.

On la transporte à la Pitié. Vers le déclin de la maladie, le délire se manifeste et Anne est envoyée à la Salpêtrière, le 25 mai 1844. Nous ne savons dans quel service elle fut placée, mais elle y resta jusqu'au commencement de septembre, époque à laquelle l'ordre de sa translation dans son département la fit emmener à l'asile de Fains, où elle arriva le 4 septembre. Voici quel est son état lors de son entrée : démarche fière et arrogante, expression indicible de mépris répandue sur sa physionomie. Si elle parle, c'est, comme on dit vulgairement, du bout des lèvres. Sa santé physique est bonne, et si l'on n'était prévenu par les apparences que nous venons de signaler, on la croirait raisonnable en tous points; mais qu'on lui parle de sa position, de sa naissance, aussitôt elle dit que ses parents sont fort riches, qu'elle a de puissantes protections à la cour. Aussi nous prend-elle, M. Renaudin et moi, pour des princes russes ou tout au moins pour des médecins envoyés tout exprès par le roi pour venir la soigner. Du reste, Anna est intelligente et laborieuse.

M. Renaudin, médecin directeur de l'asile, prévit, dès le début, que tous nos moyens échoueraient contre cette maladie. Il vit que si l'on pouvait obtenir quelque amélioration, c'était par le traitement moral. Mais il n'a fait que maintenir au dedans les idées de grandeur, et nous ne sommes pas sûr pour cela qu'elles n'existent plus. Un moment nous l'avions espéré, lorsque l'arrivée de son père et de sa mère, qu'elle n'avait pas vus depuis longtemps, vint nous détromper. En effet, en arrivant auprès d'eux, les sentiments affectifs, éteints jusqu'alors, parurent se ranimer, et elle se précipita dans leurs bras en versant des larmes. Mais ce moment fut de bien courte durée, car peu après elle se mit à reprocher à son père de la laisser dans un hospice, lui qui était si riche. En un mot, ses idées furent de nouveau exprimées, et cette fois avec tant de hauteur et de mépris pour ses parents, qu'il fallut la faire rentrer dans son quartier.

Si aujourd'hui Anna ne parle plus de ses richesses, ni de ses hautes protections, c'est la crainte, nous le répétons, qui en est cause, et pour nous, malgré les apparences, la malade n'est rien moins que guérie.

OBSERVATION IV.

(Leuret, *Annales médico-psychologiques;* 1850.)

Monomanie ambitieuse survenue dans la période de *déclin d'une fièvre typhoïde* à symptômes peu graves.

Thérèse R....., âgée de 23 ans, couturière, est entrée le 19 septembre 1849 à l'Hôtel-Dieu.

D'une taille élevée, d'un tempérament lymphatico-nerveux, jouissant habituellement d'une bonne santé, R..... ne se rappelle pas avoir été atteinte d'aucune maladie grave. Elle est mariée, paraissant vivre heureusement avec son mari, n'ayant éprouvé aucune contrariété morale vive. Elle entre à l'hôpital pour une fièvre typhoïde à symptômes peu intenses; gravité peu marquée des accidents cérébraux; céphalée peu vive, pas de délire; bourdonnement d'oreille et surdité peu prononcés. Au quinzième jour de la maladie, alors que les principaux symptômes de la fièvre typhoïde diminuaient de gravité, survient une monomanie ambitieuse, sans changement autre de l'intelligence, dans un état complétement apyrétique.

Pendant dix-sept jours, la malade se croit constamment la fille adoptive du président de la République. A la fin du 1er mars, la convalescence de la fièvre typhoïde commençait déjà, et douze jours après, la *monomanie* disparaissait pour ne plus revenir.

OBSERVATION V.

(Inédite, communiquée par M. Baillarger.)

D. C....., âgée de 84 ans, est entrée à l'hospice de la Salpê-trière pour une démence sénile.

Cette femme, en 1830, eut une fièvre typhoïde qui dura six semaines.

Dans son délire, elle s'imaginait qu'un monsieur lui avait donné 300 francs, une voiture et un cheval. Cette idée survécut au délire, et guérie, elle demanda longtemps encore sa voiture et son cheval. — Son père était adonné à l'ivrognerie.

OBSERVATION VI.

Dans son *Traité des maladies mentales* (1), M. Morel mentionne le fait d'un enfant de 15 ans, d'une intelligence remarquable, chez lequel il dit avoir vu un délire de nature ambitieuse :

Le jeune malade était en pleine convalescence d'une fièvre typhoïde. Il se levait soudainement de table, en disant que *sa voiture à quatre chevaux l'attendait dans la rue ; il demandait son manteau royal doublé d'hermine*, et prétendait avoir reçu des invitations pour aller aux soirées des personnages les plus importants de la ville… Le délire céda à un régime tonique et à la bonne influence de l'air de la campagne, où l'on envoya cet enfant, que les parents se disposaient à isoler précipitamment dans une maison de santé.

« Il y a vraiment quelque chose de spécial et de digne d'attention, dit M. Marcé (2), dans l'apparition d'idées ambitieuses chez les sujets devenus momentanément monomaniaques à la suite de la fièvre typhoïde. » — Selon M. Morel (3), cette disposition à délirer dans le sens des idées de grandeur est un des caractères les plus significatifs des perturbations morales qui sont la conséquence de cette même affection.

(1) Page 169.
(2) *Traité des maladies mentales.*
(3) *Idem.*

Personne n'ignore, en effet, depuis les travaux de Bayle, l'importance et surtout la fréquence du délire ambitieux dans la paralysie générale. Or, quelles sont les conditions anatomiques avec lesquelles coïncide ce délire ? C'est avec une congestion cérébrale, congestion portant surtout sur les méninges et la surface de l'encéphale. Bien plus, cette congestion, cause prochaine et manifeste de la paralysie générale, peut bien n'en être pas toujours forcément suivie, quoiqu'elle s'accompagne de conceptions ambitieuses, d'embarras léger de la parole, etc. etc. Ce sont ces cas, difficiles à classer quand la paralysie ne survient pas, que M. Baillarger range sous le nom de *manies congestives*. Ces manies congestives, qui pour certains auteurs sont toujours le premier degré de la maladie, n'en sont, aux yeux de M. Baillarger, que les avant-coureurs, non fatalement suivis de la terrible affection.

Ces monomanies ambitieuses, consécutives à la fièvre typhoïde, peuvent être rapprochées de la manie congestive. « Il faut considérer ces lésions (congestions des méninges et du cerveau), comme des conditions physiques des idées ambitieuses, dit Bayle » (1).

Or, ces lésions existent souvent, personne ne le niera, dans le cours de la fièvre typhoïde, et dans l'état consécutif; soit que l'*impetus* sanguin vers l'organe cérébral ne se soit pas encore ralenti, soit

(1) *Méningite chronique,* p. 550.

que de nouveaux afflux se produisent sous l'influence de l'état anémique du sang, état qui, comme on le sait, favorise les congestions passives.

Du reste, nous allons trouver encore, dans les observations suivantes, de nouveaux points de contact entre le délire consécutif à la dothiénentérie et celui qui accompagne ou précède la méningo-encéphalite chronique.

Deuxième série.

OBSERVATION VII.

(Max-Simon, *Journal des connaissances médico-chirurgicales;* -année 1844.)

Fièvre typhoïde grave avec hémorrhagie, etc. etc.; à la suite, affaiblissement intellectuel considérable; délire peu tranché; traitement et régime tonique; guérison.

Mme G....., âgée de 30 ans, est prise dans le courant de l'automne 1843, d'une fièvre typhoïde, excessivement grave, qui dura plus de cinquante jours, et dans laquelle nous observons successivement une diarrhée dysentérique légère (la dysentérie régnait alors épidémiquement), des vomissements, un ballonnement considérable du ventre, des taches lenticulaires nombreuses, une éruption très-abondante de sudamina, des ondées de râles sibilants et muqueux dans la poitrine, du délire, des selles involontaires, une hémorrhagie intestinale considérable, des plaies gangréneuses à la région sacrée, la surdité, un pouls constamment fréquent et dicrote, etc. etc.

Mme G....., mère de deux petites filles, fut souvent préoccupée d'elles dans son délire; tantôt elle les voyait souffrantes, tantôt s'occupait de leur toilette, les parait de leurs plus beaux habits.

A mesure que les autres symptômes s'effacèrent, le délire

lui-même diminua. La fièvre avait complétement cessé, le sommeil était bon, la malade commençait à prendre de légers aliments qu'elle digérait bien. L'intelligence, cependant, ne recouvrait point sa lucidité ordinaire ; le caractère surtout ne reprenait point son entrain joyeux. La malade semblait en proie à de sombres préoccupations ; ses yeux un peu hagards se posaient sur les personnes qu'elle regardait avec un aplomb qui ne leur était point habituel.

Enfin, il fut évident que les facultés intellectuelles demeuraient altérées ; c'était là d'ailleurs le seul symptôme grave qu'on observât. Le pouls avait perdu sa fréquence ; la peau sa chaleur fébrile ; les aliments passaient parfaitement ; en un mot, Mme G....., sous le rapport de la vie plastique, était en pleine convalescence. Le nouveau délire roulait dans le même cercle d'idées fausses que le délire symptomatique que nous avions d'abord observé ; la malade était toujours préoccupée de ses enfants ; elle les voyait grêles, cacochymes à côté d'autres enfants auxquels elle les comparait. Une autre fois, elle les appelait pour les habiller, afin d'assister à une fête imaginaire ; puis elle se plaignait amèrement qu'on leur eût volé leurs robes blanches ; elle était d'ailleurs extrêmement acariâtre et irritable.

Après une maladie aussi grave que celle à laquelle Mme G... venait heureusement d'échapper, nous crûmes que l'indication fondamentale était de réparer les forces d'une constitution si profondément affaiblie. Nous assimilâmes le désordre de l'intelligence à la faiblesse générale, ou plutôt nous vîmes dans ce désordre une expression insolite de l'épuisement par une maladie extrêmement grave de l'ensemble des forces de l'organisme vivant, et dans cette vue nous nous appliquâmes uniquement à remonter celles-ci à leur son normal par le moyen d'un régime analeptique sagement ménagé. En suivant cette voie, et sans nous être occupé du délire dont tout le monde autour de nous ne s'inquiétait autrement qu'en recommandant aux personnes qui assistaient la malade de ne point essayer de la faire revenir de ses idées fausses, nous vîmes peu à peu ces accidents diminuer, puis disparaître complétement.

Longtemps encore, Mme G..... resta faible, ne pouvant faire que quelques pas dans sa chambre, et déjà le caractère était

— 19 —

redevenu ce qu'il est habituellement, et l'intelligence avait
repris toute sa lucidité.

OBSERVATION VIII.

(Max-Simon, *Annales médico-psychologiques* ; 1841.)

Fièvre typhoïde légère traitée énergiquement par la saignée ; guérison rapide ;
pendant la convalescence, *délire hypochondriaque* de courte durée.

Henri P....., âgé de 18 ans, est atteint d'une fièvre typhoïde
légère, à laquelle M. Récamier oppose successivement des saignées, des sangsues, des bains frais et des boissons froides
abondantes. Sous l'influence de cette médication énergique,
les forces sont rapidement déprimées ; l'*impetus* sanguin, qui
chez ce jeune homme fort, robuste, menace le cerveau, avorte ;
puis bientôt la fièvre cesse ; le malade est envoyé à la campagne.

Là, une fièvre intermittente quotidienne, à caractères bien
tranchés se déclare ; elle est combattue par le sulfate de
quinine. Bien que le malade mangeât, digérât bien, sentît ses
forces renaître, il restait sombre, ne revenait point à la vie
morale. Il était évident qu'il était préoccupé d'idées qu'il n'ex-
primait pas. Pressé de questions, il finit par dire qu'on le
contraignait à manger, et que ces excès le rendraient malade.
Il ne prenait que quelques potages, et il était convaincu que
tous les jours il mangeait des pigeons, des poulets entiers.
Comme ces noces imaginaires ne le restauraient guère, et que
le besoin se faisait énergiquement sentir, il n'en continua pas
moins de manger en réalité.

Bientôt, il fut en état de se promener ; et ce délire singulier
se dissipa sans qu'on s'en fût occupé autrement que si c'eût
été une simple excentricité de caractère.

OBSERVATION IX.

M. Trélat rapporte, dans les *Annales médico-psychologiques* (1), le cas suivant :

(1) Année 1856, p. 174.

« Nous avons vu un jeune homme très-instruit retrouver, en se rétablissant d'une fièvre typhoïde, tout son savoir, excepté celui qu'il avait acquis immédiatement avant de devenir malade. Il s'était livré alors à des études archéologiques qui l'avaient vivement intéressé, et fut très-peiné, en revenant à la vie, de n'en plus trouver le moindre vestige. Il avait bien fallu en prendre son parti, quand un beau jour et lorsqu'il allait rouvrir ses livres, tout reparut avec la rapidité d'un rideau qui se lève. Il faut dire que, jusqu'à ce moment, il avait gardé la sensation d'une boule qui le gênait dans la tête et qu'il pouvait, disait-il, déplacer par de rapides mouvements. »

OBSERVATION X.

(Sauvet, *Annales médico-psychologiques;* année 1845.)

Fièvre typhoïde; rechute; amaigrissement considérable; abolition presque complète des facultés intellectuelles ; traitement tonique; guérison.

M....., âgée de 12 ans, appartient à une pauvre famille des environs de Bar ; elle s'est toujours distinguée des enfants de son âge par la supériorité de son intelligence, la sagesse de sa conduite, aussi bien que par les affections et par les pensées plus élevées qu'elles ne sont communément à cet âge. Son père nous raconte qu'une première fois déjà elle a été atteinte d'une fièvre typhoïde qui a duré vingt jours sans que le délire se manifestât ; bientôt la convalescence s'établit et suivit une marche régulière, lorsque tout à coup, et sans cause appréciable, une rechute arriva et les mêmes symptômes se manifestèrent, mais cette fois avec plus de gravité. C'est alors que le délire éclate, et huit jours après on l'amène à l'asile de Fains; pas d'autres causes appréciables.

Dans les deux cas, le traitement antiphlogistique a été employé et les évacuations sanguines ont consisté seulement dans l'application de six sangsues.

A son entrée, le 12 septembre, la jeune M..... se présente dans l'état suivant: amaigrissement considérable; la souffrance et la stupeur sont empreintes sur la figure; la tête est penchée en arrière, et les muscles du cou fortement tendus font saillie à travers la peau.

Abolition des facultés intellectuelles ; absence de la mémoire
et des perceptions ; confusion des objets et des personnes ;
quelques indices des facultés affectives ; la malade prend chaque personne pour son père ou sa mère, et les appelle à grands
cris. Elle est tranquille pendant le jour, mais le soir la fièvre
arrive, et un peu d'agitation se manifeste.

M. Renaudin, médecin en chef, n'hésite point à employer
les toniques, et surtout le sulfate de quinine en potion pour
prévenir les accès du soir. L'alimentation prescrite est en rapport avec l'état du malade.

Vers le 21, un peu d'amélioration se fait sentir, la fièvre, et
avec elle l'agitation ont disparu. L'alimentation devient plus
nutritive, et les facultés intellectuelles reparaissent à mesure
que la malade recouvre ses forces. Enfin, vers le commencement d'octobre, le moral et le physique semblent entièrement
rentrés dans leur état normal. Nous conservons toutefois encore la femme malade jusqu'au 20 du même mois, afin de ne
plus avoir la moindre crainte sur une rechute que nous redou-
terions si l'enfant était trop exposé à la nourriture et aux travaux que des parents pauvres ne peuvent s'empêcher d'imposer à leurs enfants.

OBSERVATION XI.

(Recueillie dans le service de M. Baillarger.)

Fièvre typhoïde ; à la suite, hallucinations ; affaiblissement des facultés ; signes
de paralysie générale ; la malade sort à peu près guérie.

Q...., âgée de 41 ans, modiste, mariée, entre le 3 novembre 1864 à la Salpêtrière, dans le service de M. Baillarger.

Nous apprenons qu'il y a trois mois elle était très-bien portante ; à cette époque on s'aperçut qu'elle avait quelques
absences.

Il y a environ cinq semaines, elle fut prise d'une fièvre typhoïde qui la retint 21 jours au lit. Parfaitement rétablie de
cette maladie, elle était en pleine convalescence, lorsqu'elle
eut quelques *hallucinations* de la vue ; ainsi elle *voyait la nuit
une femme qui venait la visiter.* Sa mémoire s'éteignit complétement ; elle était calme du reste, ne se livrant à aucun acte
extravagant. Ses antécédents nous apprennent qu'elle est su-

jette aux migraines, qu'elle a un caractère très-impressionnable, mais qu'elle n'a jamais eu d'attaques de nerfs. Elle ne s'est livrée à aucun excès, soit de travail, soit d'autre genre, et n'a point éprouvé de contrariété. Elle a d'ailleurs été toujours bien réglée; cependant elle n'a pas vu reparaître l'écoulement périodique depuis sa fièvre typhoïde, et il avait eu lieu huit jours avant. Nous ne trouvons rien du côté de l'hérédité; une de ses sœurs est morte phthisique.

A son entrée dans le service, M. Baillarger constata la faiblesse de sa mémoire, un léger tremblement des membres et une parole un peu lente. Elle donnait, lorsqu'on l'interrogeait, des réponses contradictoires, entre autres celle-ci : «Je ne puis pas vous dire depuis quand je suis mariée, puisque je n'ai pas d'enfants.» (Elle en a trois.)

A la suite d'une visite que lui firent son mari et ses enfants, elle se mit dans une grande colère et devint très-agitée.

Cette malade fut soumise au traitement tonique: on lui donna du fer et du quinquina. Vers la fin de décembre, ses facultés paraissaient revenues à peu près à l'état normal. Depuis quelque temps déjà, elle demandait avec instance sa sortie, qui lui fut accordée dans les premiers jours de janvier.

Aujourd'hui, 15 février, on ne l'a pas encore revue à l'hôpital, et tout porte à croire que la guérison s'est maintenue.

OBSERVATION XII.

(Communiquée par M. Baillarger.)

Alcoolisme héréditaire; fièvre typhoïde; abolition complète des facultés affectives; affaiblissement de l'intelligence; débauches; ivrognerie.

C... S...., âgée de 46 ans, est entrée à la Salpêtrière, dans le service de M. Baillarger, le 20 septembre 1861.

Cette femme menait une conduite assez régulière, buvant cependant quelquefois, mais en cachette, et ne s'enivrant que très-rarement, lorsqu'en 1858 elle eut une fièvre typhoïde bien caractérisée et qui dura deux mois.

A la suite de cette maladie, elle se mit à boire à outrance, s'enivrant tous les jours, cherchant querelle à ses voisins et à son mari, vendant, pour se procurer de l'argent, ses vêtements et ses meubles. Ce qu'il y eut surtout de remarquable à cette époque, ce fut le changement de l'intelligence.

Avant sa fièvre, elle s'acquittait parfaitement des soins du ménage; depuis lors elle était devenue complétement incapable de s'occuper de quoi que ce soit. Bientôt elle tomba dans les excès les plus déplorables, allant jusqu'à amener des hommes au domicile conjugal, etc. etc.

Du reste, pas de délire spécial; mais affaiblissement de l'intelligence et absence complète des facultés affectives.

Du côté de l'hérédité, son père et un de ses frères étaient continuellement ivres, et ils sont morts, paraît-il, comme ils avaient vécu. Elle a une cousine germaine aliénée.

Cette femme est sortie de l'hospice de la Salpêtrière à peu près dans le même état, et on n'en a plus eu de nouvelles.

Observation XIII.

M. Marcé (*Traité des maladies mentales*, p. 137) rapporte le fait d'une jeune fille de 13 ans, pleine d'intelligence, qui, à la suite d'une fièvre typhoïde grave, était devenue comme idiote. Elle avait la parole traînante et niaise, adressait à tout le monde en larmoyant des interpellations enfantines, avait oublié les noms de ceux qui l'entouraient, était devenue gâteuse, se barbouillait à plaisir de matière fécales et cherchait à en manger.

Observation XIV.

Abercrombie (1) cite le cas d'un de ses amis qui, convalescent d'une fièvre typhoïde, s'imagina que son corps avait 10 pieds de haut. Son lit lui sem-

(1) Abercrombie, *Maladies de l'encéphale* (traduction française par M. Gendrin).

blait à 6 ou 7 pieds du sol, de sorte qu'il éprouvait une très-vive frayeur pour en sortir.

L'ouverture de la cheminée était aussi grande que l'arche d'un pont. Par une bizarrerie assez singulière, les personnes qui l'entouraient avaient leur grandeur naturelle.

OBSERVATION XV.

M. Thore a publié, dans les *Annales médico-psychologiques* (1), trois faits qui ont de l'analogie avec les observations précédentes :

L....., âgée de 7 ans, après une fièvre typhoïde légère, reprenait rapidement son appétit et ses forces, lorsque dans une nuit d'agitation et d'insomnie, se manifestèrent des illusions et des hallucinations. Elle voyait des figures étranges, prêtant aux objets environnants des formes bizarres, et entendait des bruits indéfinissables. Amendé par des potions opiacées, ce trouble se dissipa en quelques jours.

OBSERVATION XVI.

En février 1844, H. ..., âgé de 31 ans, contracta une fièvre typhoïde intense, dont la guérison fut rapide. Ses affaires l'appelaient fréquemment à Paris. On remarque bientôt qu'à chaque voyage, il revient avec une irritabilité insolite et souvent incoercible. Cet état persistait au commencement de 1845. Dans les intervalles la raison était parfaite.

OBSERVATION XVII.

Au déclin d'une forte fièvre typhoïde qui avait débuté le 27 juillet 1844, Rosa G....., âgée de 18 ans, refuse avec injures les

(1) Tome VIII, page 380..

soins que lui prodiguent ses parents. Son frère entre dans sa chambre avec un paquet de linge ; elle croit qu'il porte un enfant et qu'il veut le pendre au plancher. Elle voit et entend des personnes imaginaires, sent de mauvaises odeurs. La convalescence toutefois s'affermit, et ces accidents disparaissent ; mais en septembre, à la suite d'une indigestion, la fièvre s'étant passagèrement renouvelée, elle est reprise des mêmes phénomènes psychiques. Les bruits les plus imperceptibles arrivent à son oreille ; on se moque d'elle : mutisme, refus d'aliments, etc. etc.; parfois elle parle à sa mère, morte depuis quatre ans. Un jour elle voit une grosse bête au pied de son lit. Une notable amélioration coïncide avec la formation d'un ulcère au sacrum qui, malheureusement, occasionne du dépérissement et entraîne la mort le 10 octobre.

Observation XVIII.

M. Delasiauve a eu plusieurs fois l'occasion de constater ces formes d'aliénation consécutives à la fièvre typhoïde, soit parmi les adultes, soit chez les jeunes épileptiques, aliénés et idiots de Bicêtre. Il rapporte dans le *Journal de médecine mentale* (mars 1864) (1) le fait d'un garçon de 13 ans, qui était alors sur le point de sortir. Lors de son entrée, il y a trois mois, la fièvre typhoïde avait disparu, mais il restait amaigri, pâle, obtus et faible. Audition obscure, station difficile, souvent inconscience des évacuations. Des idées craintives traversaient son horizon sombre. Il craignait qu'on le fît mourir ou qu'on l'empoisonnât ; de là des révoltes incohérentes, machinales, et des refus de nourriture. — Un exutoire au bras, des boissons et une alimen-

(1) *Des diverses formes mentales,* page 72.

tation toniques, des frictions stimulantes, des lavements de quinine, et, finalement, l'air libre et l'exer-
cice, ont contribué à ce qu'on pourrait appeler la
résurrection physique et morale de ce pauvre malade.

OBSERVATION XIX.

« J'ai vu, dit M. Morel (1), l'imbécillité et une
sorte d'idiotisme incurable être la conséquence de
la fièvre typhoïde chez de jeunes sujets : »

« Dans une famille composée de 8 enfants et chez lesquels il
est vrai de dire qu'il existait quelques prédispositions héréditaires, la fièvre typhoïde atteignit successivement chacun de
ces enfants. 4 d'entre eux sont restés complétement sourds
avec un grand affaiblissement intellectuel. Chez les 4 autres,
il y eut des délires consécutifs bizarres avec alternative de
stupidité et d'excitation. »

Si nous ne prévoyions l'inconvénient des divi-
sions nombreuses, nous aurions pu dédoubler cette
deuxième série. Un certain nombre de cas en effet
offrent des exemples d'affaiblissement intellectuel
bien caractérisé.

D'autres nous présentent surtout à noter des hallucinations, et principalement des illusions; mais
avec cette particularité remarquable que quelques-
unes de ces illusions portent les traces du *délire
hypochondriaque*.

Quant aux cas d'affaiblissement intellectuel, ils

____

(1) *Traité des maladies mentales*, page 167.

sont bien établis, et liés probablement à l'état dé-
plorable de l'organisme. C'est là plus qu'une vue
de l'esprit, signalée d'ailleurs par MM. Marcé et
Dagonnet. Un état anémique, quelle qu'en soit la
cause primitive, aide singulièrement au développement de la folie ; le fameux aphorisme d'Hippocrate :
Sanguis moderator nervorum, trouve ici parfaitement
sa place, et si l'on veut en rapprocher cet autre non
moins connu : *Naturam morborum curationes ostendunt*,
comme le traitement tonique guérit généralement
ces cas de trouble mental, on arrivera presque à se
convaincre qu'ils sont dus à l'anémie concomitante.

Les cas de monomanie simple et de délire hypochondriaque ne peuvent pas s'expliquer aussi facilement ; l'observation de nouveaux faits est nécessaire.

Toutefois nous voulons appeler l'attention sur ce
délire que M. Baillarger (1) a le premier si bien
décrit, en insistant sur sa fréquence relative au
début et dans la première période de la paralysie
générale.

N'est-il pas remarquable que l'on trouve dans ces
cas de folie consécutifs à la fièvre typhoïde toutes les
variétés de délire observées dans la paralysie générale, depuis la démence jusqu'à la monomanie ambitieuse, en passant par le délire hypochondriaque ?
Or, que produit la fièvre typhoïde ? dans son cours,
des manifestations congestives fréquentes vers les

(1) *Bulletin de l'Académie de Médecine*, 1860.

principaux organes, surtout vers le cerveau; consécutivement, une débilitation profonde de tout l'organisme.

Que comporte la paralysie générale? des congestions, une dépression considérable de l'économie. Encore une fois nous ne voulons tirer aucune conclusion; il faudrait pour cela des observations plus multipliées et une expérience que nous sommes loin de posséder. Notre désir était seulement d'appeler l'attention sur des faits intéressants, nous demandant si des résultats presque identiques ne pouvaient pas être attribués à des causes analogues.

En un mot, un sujet qui relève d'une fièvre typhoïde, étant à peu près dans les mêmes conditions qu'un autre chez lequel débute la paralysie générale, il n'est pas étonnant que le délire dans les deux cas soit parfois identique.

En raison de ces considérations mêmes, on pourra peut-être s'étonner de ne pas voir figurer ici les observations intéressantes publiées par M. Beau, dans un mémoire sur ce qu'il appelle la *paralysie générale aiguë* (*Archives gén. de méd.*, 1852, t. I). C'est qu'il s'agit là en définitive de véritables méningo-encéphalites aiguës survenues en effet dans la convalescence de la fièvre typhoïde. Pour nous, ces cas se rapportent à ce qu'on désigne mal à propos sous le nom de *délire aigu;* et, bien qu'ils rentrent jusqu'à un certain point dans l'aliénation mentale, les troubles intellectuels sont trop peu marqués, trop peu déterminés pour que nous ayons

cru devoir les reproduire dans notre travail. Ce sont
là de ces cas sur la limite entre la méningite purulente d'une part qui sidère le malade, et ne lui
permet pas d'avoir ou d'exprimer une idée, et la
méningite commençante ou moins grave, dans laquelle on peut noter le trouble de l'intelligence
se traduisant par des idées délirantes. Quoi qu'il en
soit, ces faits remarquables confirment pleinement
l'existence de cet afflux sanguin au cerveau qui,
dans la convalescence de la fièvre typhoïde, nous
paraît causer quelquefois les troubles intellectuels
manifestés dans les observations que nous venons
de rapporter.

§ II. — *Choléra, typhus.*

Avant les dernières invasions du choléra en Eu-
rope, personne n'avait signalé, comme survenant à
la suite de cette affection, un *état délirant*, qui a plus
d'une analogie avec le délire consécutif de la fièvre
typhoïde.

Nous ne trouvons dans l'ouvrage d'Esquirol (1)
qu'une brève indication ; il mentionne, en quelques
lignes et sans détails, trois cas reçus à Charenton.

« Les affections secondaires (au choléra) les plus
caractéristiques et les plus redoutables, dit M. Tardieu (2), sont celles qui attaquent le système ner-

(1) Ouvr. cité, t. II, p. 684.
(2) Tardieu, *Leçons sur le choléra*, 1849, p. 30.

veux. Les congestions vers l'encéphale, si fréquentes dans la période de réaction, sont dans quelques cas suivies d'une méningite parfaitement caractérisée. »

La folie est incontestablement un des modes de souffrance du système nerveux ; il n'y a donc rien d'étonnant à ce qu'on la rencontre parmi les affections secondaires de choléra. M. Tardieu n'a garde de l'oublier ; et, sans l'indiquer précisément, les faits étant encore peu nombreux et mal observés, il pressent parfaitement la possibilité de cette complication. Il cite même le cas d'un malade de M. Rayer qui, sorti de la période algide, présenta, durant deux ou trois jours, une sorte de *délire non fébrile*.

M. Delasiauve, le premier, a appelé vivement l'attention sur ce sujet. L'épidémie de 1849 lui a fourni l'occasion d'observer à Bicêtre, dans un espace de temps fort court, cinq exemples de délire consécutif aux accès cholériques. Ils font l'objet d'une note insérée dans les *Annales médico-psychologiques* (1).

Dernièrement, dans une série d'articles intitulés : *Des diverses formes mentales*, et publiés dans le *Journal de médecine mentale* (2), M. Delasiauve rappelle les faits de trouble mental consécutifs au choléra, en les rapprochant de ceux que l'on observe et qu'il a vus lui-même à la suite de la fièvre typhoïde. « L'état de dépression nerveuse où jette cette terrible affection (le choléra), dit-il, est bien de nature à

(1) Année 1849, p. 331.
(2) Mai 1864, p. 164.

troubler les fonctions cérébrales. Inévitablement, il a dû se produire souvent, pendant la convalescence, ce que nous avons signalé à la suite des fièvres typhoïdes et intermittentes. »

Les cas de délire observés à la suite du choléra, malgré la diversité des symptômes, présentent au fond beaucoup d'analogie avec ceux qui surviennent après la dothiénentérie, et l'issue, malgré la gravité apparente, a été heureuse et assez rapide. Au moment de publier ces faits, M. Delasiauve les ayant communiqués à la Société de médecine de Paris, M. Brierre de Boismont, un des membres, a déclaré en avoir observé de semblables dans l'épidémie de 1832. Nous reproduisons ici les observations de M. Delasiauve, et nous les faisons suivre d'une autre de même nature rapportée par M. Morel (1).

OBSERVATION XX.

Attaque de *choléra*, danger très-grand pendant huit jours· vingt jours après, convalescence; survient alors certaine *hésitation dans les idées;* puis *délire ambitieux* bien caractérisé.

Le jeune (Henri), tourneur, âgé de 18 ans, est entré à Bicêtre le 1ᵉʳ juin 1849. Atteint du choléra, vers la fin d'avril, il fut en grand danger pendant huit jours; au commencement de mai cependant, malgré sa faiblesse, il put reprendre les travaux, qu'il continua presque tout le mois. Une certaine hésitation dans les idées s'était déjà fait remarquer pendant ces intervalles, quand, vers le 20, le dérangement d'esprit ne laissa plus de doute. — Loquace, mobile, L..... émettait des prétentions et se livrait à des actes singuliers. Se croyant riche, il

____

(1) *Traité des maladies mentales*, p. 172.

voulait monter une entreprise et achetait des outils en conséquence ; il se disait aussi décoré, et sa famille, d'après le
conseil du médecin, lui procurait un ruban qu'il portait à sa
boutonnière en arrivant parmi nous.

A la première visite, le délire persiste et offre un curieux
mélange de pensées folles et de réflexions sensées. Il gagne
en ce moment 3,000 francs, entretient cent cinquante ouvriers
et exploite une foule de brevets, etc. etc. etc.

En 1848, L...... a éprouvé quelques privations et a été
obligé, faute d'ouvrage, de s'engager dans la garde mobile,
d'où il est sorti volontairement ; mais il n'est pas probable
que ces tribulations aient agi puissamment sur son moral.
Son caractère est doux, heureux ; il a une conduite régulière.
Jamais, dit-il, il ne boit, car la boisson le ferait trembler, et
son état exige une main sûre. Seulement il jeûne beaucoup.
L'action du tabac se serait-elle jointe ici à la prédisposition
engendrée par le choléra ? Celle-ci, du moins, nous paraît incontestable.

La pronostic fut favorable et l'événement le justifia. De
quelques ventouses scarifiées, de pédiluves sinapisés, de boissons tempérantes, du repos et de légers exercices, une prompte
amélioration survint, et depuis le 4 juillet, L...., demeuré à
l'hospice en qualité d'infirmier, est un de nos serviteurs les
plus intelligents et les plus dévoués.

OBSERVATION XXI.

Attaque de *choléra* ; guérison rapide, suivie d'un *délire mélancolique,*
avec soupçon d'*hallucinations.*

L......, âgé de 35 ans, grand, fort, employé comme serrurier-
mécanicien à un atelier de chemin de fer, est admis à Bicêtre
le 13 juin 1849.

A la fin de mai, L..... est pris du choléra. — En quelques
jours les accidents se dissipent ; mais il reste triste et préoccupé. Bientôt il s'imagine qu'il a des ennemis, qu'il va perdre
sa place. Le désespoir s'empare de lui, il menace de se dé-
truire. L'affliction de sa femme, la sollicitude dont elle l'en-
toure, les encouragements qu'elle lui prodigue, le trouvent
indifférents. La figure porte l'empreinte d'une profonde

mélancolie ; il semble importuné des questions qu'on lui adresse, et n'y répond qu'avec humeur et contrainte. Nos observations, ni les assurances de sa femme ne le peuvent détourner de l'idée qu'on machine contre lui. Il s'inquiète aussi outre mesure de sa santé. Son sommeil est troublé par des rêves ; on soupçonne des hallucinations ; la santé physique est bonne.

Quelques jours de repos et d'un régime, aidé de bains entiers, atténuent les souffrances du malade. La gaieté lui revient ; il tresse d'abord de la paille, puis il est envoyé à Sainte-Anne, pour participer aux travaux agricoles.

OBSERVATION XXII.

Choléra ; guérison rapide ; sept jours après, *incohérence dans les idées* puis *délire ambitieux* et signes de *paralysie générale.*

Antoine P....., âgé de 27 ans, célibataire, tanneur de son état, est pris du choléra le 19 juin 1849, il s'en relève assez promptement, mais le cerveau conserva l'empreinte du mal, et le 26, sept jours après, P.... est arrêté comme fou sur la place publique. Sa physionomie est stupéfaite et bouleversée. Telle est la confusion de ses idées qu'il ne saurait fournir aucun renseignement précis sur ce qui lui est arrivé. Son délire est assez incohérent, et revêt une forme ambitieuse. Dieu a communiqué avec lui ; il est le roi des rois. La veille de son entrée, il avait fait demande d'un emploi au président de la République.

Un tremblement manifeste agite ses lèvres ; la prononciation est notablement embarrassée. Il y a plus de trouble que d'affaiblissement dans la mémoire. P..... sait que nous sommes au mois de juin 1849. Son agitation force à le tenir emprisonné dans une camisole. Quelque cause serait-elle venue en aide à la disposition cholérique pour provoquer le délire ? P... mène une conduite régulière ; il ne boit pas, et consacre à entretenir ses parents, qui sont à sa charge, les 3 fr. 50 c. qu'il gagne par jour, et qui lui suffisent à peine pour vivre. On conçoit que le chagrin de manquer d'ouvrage, ou la crainte de perdre celui qu'il avait, ait pu influer sur son esprit. Grâce au régime et aux moyens mis en usage, tels que saignées générales, ventouses à la nuque, séton, pédiluves sinapisés, purgatifs, etc. etc., l'agitation s'apaise, et P..., à l'exception d'un peu d'étonnement, qui n'est peut-être qu'apparent, à cause de son tempérament, recouvra sa santé morale. Environ le 10 juillet, on l'a fait tresser de la paille, et depuis trois semaines, il travaille à la buanderie.

Le 17 août son certificat de sortie a été signé.

OBSERVATION XXIII.

Choléra ; à la suite, trouble constant des fonctions digestives ; puis *excitation maniaque et hallucinations.*

G....., âgé de 34 ans, peintre, est admis à Bicêtre le 13 août 1849, dans la section de M. Voisin. Sa femme raconte qu'il a éprouvé une forte attaque de choléra, et qu'à la suite de cette attaque, les fonctions digestives ont été constamment troublées. Il commençait toutefois à se calmer, lorsqu'un écart forcé de régime dans une noce, à laquelle il ne pouvait se dispenser d'aller, semble avoir provoqué l'explosion de la folie. La douleur, la fièvre se sont emparées de lui, et il a été conduit à Beaujon le 11, en proie à une agitation convulsive.

Deux jours après, on le transférait à Bicêtre. Sa physionomie est vultueuse et égarée ; il y a de l'incohérence dans ses propos. Parfois il se met en colère, pousse de cris aigus, et, s'imaginant voir des corps voltiger au-dessus de lui, fait des efforts pour les saisir. Depuis hier, mon collègue M. Moreau, qui remplace en ce moment M. Voisin, lui prescrit la limonade tartrique et une solution d'extrait d'hachisch dans du café.

Il se trouva mieux sans être guéri.

On a suspendu l'emploi du hachisch pour s'en tenir aux boissons rafraîchissantes et aux bains.

OBSERVATION XXIV.

Choléra ; guérison ; attaques épileptiques consécutives.

L....., âgé de 24 ans, célibataire, natif de Laon, serrurier à Paris, est entré le 30 juillet 1849 à Bicêtre. Sa santé paraît excellente, et il affirme n'avoir jamais été sujet au mal caduc. Il y a deux mois que le choléra a débuté. Les soins lui ont été prodigués à Saint-Louis pendant un mois, et c'est le lendemain de sa sortie de cet hôpital qu'ont éclaté les accès qui l'ont forcé d'y rentrer, et par suite desquels il a été transféré à Bicêtre. Les attaques épileptiques sont complètes, violentes, et se reproduisent invariablement trois ou quatre fois par jour. Elles donnent lieu à une sorte de stupeur passagère et à un engourdissement douloureux et permanent de toute la tête. Des saignées fréquentes, quelques bains de vapeurs, etc. etc., ont été sans résultat. Soumis chez nous à un régime sévère et à l'usage de la valériane et de la belladone, le malade a vu ses accès diminuer de fréquence, souvent il n'en a qu'un par jour ; deux jours même en ont été exempts ; mais ils sont loin d'avoir cessé.

OBSERVATION XXV.

(Mentionnée dans le *Traité des maladies mentales* de M. Morel.)

Une dame confiée à mes soins fut atteinte préliminairement du choléra. Pendant la période de convalescence, elle perdit de la même maladie un enfant qu'elle allaitait. Elle tomba dans une *énorme stupeur*, d'où elle ne sortit que pour être en proie à un accès d'agitation indicible. Cette malade, soumise à un régime tonique et réparateur, guérit complétement.

Ce n'est pas sans motifs que nous faisons figurer ici un cas d'épilepsie qui peut paraître jusqu'à un certain point déplacé. C'est que, dans le choléra comme dans la fièvre typhoïde, le délire consécutif nous semble devoir être rapporté à la congestion des centres nerveux, ou tout au moins coïncider avec cette congestion.

Nous retrouvons encore ici les mêmes formes de délire que nous avons déjà vues se manifester à la suite de la dothiénentérie ; c'est-à-dire des hallucinations, de l'affaiblissement intellectuel et des conceptions ambitieuses.

Il y a, en effet, dans les deux maladies, ou mieux dans la convalescence, analogie de situation aussi complète que possible. Sans qu'il soit besoin de revenir sur les altérations cérébrales occasionnées par la fièvre typhoïde, nous passerons à celles que l'on rencontre dans le choléra.

Qu'il nous suffise de citer la description aussi courte que lucide de M. Tardieu : « Les sinus de la dure-mère cérébrale sont à peu près constamment gorgés de sang. L'arachnoïde est enduite d'une sorte de vernis poisseux. La pie-mère est infiltrée de sérosité et congestionnée par un sang noir et visqueux. Des dépôts de lymphe plastique se forment tantôt sur le trajet des vaisseaux, tantôt dans l'intervalle des circonvolutions. Parfois des ecchymoses se trouvent disséminées dans l'épaisseur de cette membrane vasculaire. La substance cérébrale est le siége d'une congestion considérable; pour peu que la mort se soit fait attendre, il n'est pas rare de trouver un ramollissement plus ou moins étendu des centres nerveux » (1).

De cet état suffisamment caractérisé, il doit rester quelques traces chez les survivants. Aussi croyons-nous pouvoir, sans trop de témérité, affirmer qu'il y a entre ces altérations de l'encéphale et le délire observé, autre chose qu'une simple coïncidence.

(1) *Loc. cit.*, p. 56.

Quant au typhus, que nous avons indiqué en tête de ce paragraphe, en le rapprochant du choléra comme maladie épidémique, nous nous bornons simplement à rapporter un cas de trouble mental consécutif et momentané, que M. Baillarger a eu l'obligeance de nous communiquer.

OBSERVATION XXVI.

M. P......, médecin des hôpitaux, mort depuis quelque temps, contracta le typhus à la Salpêtrière, lors de l'invasion de 1814. Rétabli complétement de cette maladie, il fut pris d'une *singulière monomanie*, qui persista pendant trois mois.

Il se disait propriétaire d'une maison de campagne et d'un cheval blanc, et sans cesse il invitait ses amis à venir le visiter.

§ III. — *Pneumonie. Pleurésie.*

Les inflammations du poumon et de son enveloppe séreuse déterminent souvent à leur suite l'aliénation mentale.

Par ordre de fréquence, elles trouvent ici leur place en troisième ligne.

M. Grisolle (1) avait déjà dit que la pneumonie pouvait être la cause occasionnelle du développement d'une manie chez des sujets prédisposés.

D'autre part, nous trouvons dans les recherches statistiques de MM. Aubanel et Thore (2) que, pendant l'année 1839, sur 91 maniaques admis à l'hos-

(1) *Traité de la pneumonie.*
(2) *Recherches statistiques sur l'aliénation mentale*, 1841.

pice de Bicêtre, 8 étaient devenus fous à l'occasion d'une maladie, et, sur ce nombre, on comptait cinq pneumonies.

Le délire avait accompagné le cours de ces dernières, avait ensuite persisté et pris les caractères de la manie aiguë.

M. Grisolle (1), en rappelant ces recherches statistiques, déclare avoir observé un cas semblable : « Cependant, dit-il, ces faits sont encore insuffisants pour démontrer que la pneumonie est une cause de manie plus active que toute autre maladie aiguë fébrile ; c'est à une observation ultérieure à le prouver. » Nous partageons l'avis de l'éminent professeur ; mais, toutefois, qu'il nous soit permis de croire que l'on n'a pas porté vers ce point de l'étiologie mentale toute l'attention qu'elle mérite, et que, si l'on pouvait recueillir d'une façon plus rigoureuse les antécédents des différents aliénés qui viennent peupler nos asiles, de nombreux faits viendraient s'ajouter au petit nombre que nous possédons aujourd'hui.

Un seul auteur, que nous avons eu l'occasion de citer plusieurs fois, M. Thore, s'est occupé jusqu'ici de cette question (2); il relate, dans les *Annales médico-psychologiques*, 4 observations qui sont consignées plus loin.

Nous avons pu nous-même, sur ce sujet, en réu-

(1) *Loc. cit.*
(2) Année 1850.

nir 3, provenant toutes du service de M. Baillarger;
une que nous avons recueillie nous-même; la
deuxième est mentionnée sur les registres particuliers que le savant aliéniste a bien voulu mettre à
notre disposition; et la troisième, enfin, se trouve
insérée dans un article sur le *délire aigu* (1), publié
par M. Regnard, interne à la Salpêtrière.

OBSERVATION XXVII.

(Recueillie dans le service de M. Baillarger.)

Pneumonie chez une jeune fille de 20 ans; manie consécutive; suppression
des règles; guérison au bout de cinq mois; trois mois plus tard, l'écoulement menstruel n'a pas encore reparu.

B..... (Anne Marie), âgée de 20 ans, est entrée, le 30 juin
1864, à la Salpêtrière, dans le service de M. Baillarger.

Cette jeune fille, paraissant douée d'une forte constitution,
petite, brune et grasse, a été réglée à 14 ans; à cette époque
son caractère a changé; de souple et paisible il est devenu
inégal et emporté.

Il n'y a pas d'aliénés dans sa famille.

Le 1er mars 1864, elle est prise d'une pneumonie, et, cette
affection guérie, d'une *manie aiguë* pour laquelle on la transporte à Charenton.

Elle y passe trois mois durant lesquels elle est, sans résultat,
soumise au traitement le plus actif.

Le 30 juin, on l'amène à la Salpêtrière; on constate un *état
maniaque* bien caractérisé sans grande agitation. Il ne paraît
pas y avoir de délire particulier ni d'hallucinations; un peu
d'*érotomanie*. Elle est presque toujours souriante, reconnaît
très-bien ses parents; mais il est impossible de fixer son attention.

Depuis le 6 avril elle n'a plus eu ses règles.

(1) *Gazette des hôpitaux* (13 sept. 1864).

Le traitement consiste en bains prolongés de cinq à six heures presque tous les jours.

Au 1er juillet on remarque une amélioration notable ; elle est plus calme, moins remuante, et commence à travailler par moments. Les bains sont continués.

Le 30 août elle sort, complétement guérie déjà depuis trois semaines.

Le 1er décembre, son père est venu prévenir M. Baillarger que les règles n'avaient pas encore reparu ; M. Baillarger a conseillé d'attendre et de ne rien faire.

OBSERVATION XXVIII.

(Recueillie sur les registres de M. Baillarger.)

Pleurésie ; hallucinations, puis mélancolie, avec stupeur, et refus d'aliments guérison au bout d'un an seulement.

C....., 39 ans, est entrée, le 19 mars 1862, dans le service de M. Baillarger.

Cette femme n'avait jamais donné de signe d'aliénation, quand il y a quatre mois elle eut une *pleurésie*. Elle entrait en convalescence vers le soixante-dixième jour de l'affection, lorsque, à l'occasion d'un incendie déclaré dans la maison qu'elle habite, des signes de délire commencèrent à se manifester.

Elle eut des hallucinations de l'ouïe et de la vue, se mit à parler continuellement, à chanter la nuit, puis, au bout de quinze jours, tomba dans le mutisme.

Sa pleurésie a été traitée par les sangsues, les purgatifs et une diète prolongée.

Sa mère est morte d'une attaque d'apoplexie : rien de plus à signaler du côté de l'hérédité.

A son entrée (20 mars), cette malade a l'air hagard ; elle répond à peine et lentement ; il faut la stimuler pour obtenir quelques monosyllabes ; elle ne sait pas où elle est ; du reste on ne peut rien savoir d'elle touchant ses hallucinations.

Teint pâle, pupilles égales.

Depuis sa maladie (six mois) elle n'a pas eu ses règles.

Il faut ajouter que la femme C.... est très-impressionnable et qu'elle prend des crises nerveuses au moindre événement.

3 avril. Les règles ont reparu peu abondantes; les pupilles sont très-inégales, la droite déformée.

Le 15, la malade est toujours soucieuse; on est obligé d'insister pour la faire manger.

1ᵉʳ juin. Elle est dans un état de stupeur complet, ne dit pas un mot, refuse de manger.

20 juillet. On est obligé de la nourrir à la sonde; cela dure quinze jours.

A partir du mois de septembre suivant, l'état s'améliore peu à peu; elle sort l'année suivante complétement guérie.

Revue le 8 janvier 1865; la guérison s'est maintenue complète.

OBSERVATION XXIX.

(Thore, *Annales médico-psychologiques;* année 1850.)

Pneumonie droite en complète résolution au bout de quatre jours; au moment de la convalescence, délire maniaque, avec hallucinations de la vue et de l'ouïe qui dure trois jours; un an plus tard, nouvelle pneumonie du même côté terminée au quatrième jour; accès de manie avec hallucination qui dure trois jours.

Un homme âgé de 48 ans, marié, employé comme charretier chez un maître paveur, a toujours eu une conduite très-régulière et ne se livre point à l'abus des boissons alcooliques. Il est pris, le 20 mai 1843, d'un frisson intense avec fièvre, douleur du côté droit de la poitrine, crachats rosés, sanguinolents, visqueux, adhérents au vase. Il y a du souffle tubaire dans un point très-circonscrit du creux de l'aisselle à droite. Le pouls est à 108. La gêne de la respiration est assez forte. A la suite d'une large saignée qui est pratiquée le jour même, les symptômes s'amendent rapidement, de telle sorte que, le 24, la respiration a repris toute sa pureté, que le pouls est retourné à 68. Au milieu de cet état fort satisfaisant et sans cause connue, il se manifeste un *délire maniaque* caractérisé par une grande loquacité, l'insomnie, l'incohérence complète des idées, les hallucinations de la vue et de l'ouïe. Cet état persista trois jours sans se modifier beaucoup. Le traitement se borna à quelques cuillerées d'une potion opiacée: le malade se rétablit promptement et reprit ses occupations habituelles.

Une année environ après cette pneumonie, il tomba de nouveau malade.

Le 9 août 1844, je suis appelé auprès de lui; il avait une
diarrhée intense depuis quelques jours; les selles étaient liquides et glaireuses; il avait un peu de fièvre, un peu de stupeur, le ventre était douloureux à la pression, surtout dans la
fosse iliaque droite. La langue était large, humide, et couverte
d'un enduit jaunâtre. Pas de toux; les voies respiratoires
normales. Je prescris des lavements amylacés, des cataplasmes sur le ventre.

Le 10 au matin, même position. Le soir, il survient un violent frisson, bientôt suivi de l'expulsion de quelques crachats
visqueux et rosés.

Le 11. Dyspnée, pouls à 112. Toux assez fréquente avec ex-
pectoration de crachats visqueux, adhérents au vase, et d'un
rouge vif; d'autres présentent une teinte abricot; ils sont
plus abondants. Douleur peu intense près du mamelon droit.
Matité dans une étendue peu considérable du sommet de l'aisselle droite, avec souffle tubaire, bronchophonie, etc. La diarrhée a cessé. — Saignée de 600 grammes.

Le 12. Crachats peu abondants, visqueux, jaunes; même
fréquence du pouls. L'état local est le même.

Le 13, amélioration très-prononcée; pouls à 84. La matité a
disparu, ainsi que les autres phénomènes stéthoscopiques. Le
murmure respiratoire a repris sa pureté; crachats rares, encore un peu visqueux, sans coloration particulière. Appétit.
— Deux bouillons.

Dans la soirée, il est pris *d'un violent délire;* il s'habille malgré
les efforts que l'on fait pour le retenir; il descend dans la
cour, tient les propos les plus incohérents, adresse des injures
et des menaces à tous ceux qui l'entourent; il a des hallucinations de la vue et de l'ouïe; il voit des animaux tourner autour de lui, et prétend que des personnes qui ne sont pas auprès de lui en parlent; qu'un homme est caché dans une
chambre voisine. On le contient avec la plus grande difficulté.

Le 14. Il est plus calme, sans fièvre; pouls à 65. L'état de
la poitrine est très-satisfaisant; il a de l'appétit. Cependant le
délire continue. Incontinence complète; association singulière
des mots les plus bizarres; propos obscènes, menaces; il se

figure que ceux qui l'approchent viennent pour le narguer. Le délire est plus tranquille et gai ; les hallucinations sont aussi intenses que la veille ; les yeux fixes et brillants semblent chercher, sur les parois de la chambre, une foule d'objets. La face est altérée. On lui accorde une alimentation modérée. Potion légèrement opiacée.

Le 15. Le délire a pris plus de violence pendant la nuit ; le malade veut s'habiller et sortir ; il refuse de boire sa potion, parce qu'il croit que sa femme veut l'empoisonner, qu'elle veut le tourner en ridicule, etc. etc. Il n'a point eu un seul instant de sommeil, et il est impossible de fixer son attention. Le pouls est à 64, la peau fraîche ; il a un peu mangé.

Le 16, il s'est levé. Il a encore de l'incohérence dans les idées ; les hallucinations ont disparu ; il reconnaît qu'il a eu la tête un peu malade. L'appétit continue et le sommeil a reparu.

Le 17 et les jours suivants, l'incohérence disparaît d'une manière graduelle ; au bout de quelques jours, il est parfaitement raisonnable et peut reprendre les travaux de sa profession.

OBSERVATION XXX.

(Thore, *Annales médico-psychologiques* ; année 1850.)

Pneumonie gauche en résolution au bout de trois jours ; tout à coup, délire maniaque violent, avec hallucinations de la vue et de l'ouïe qui dure trois jours ; retour de la pneumonie, qui disparaît définitivement sans être suivi de délire.

R....., carrier, âgé de 43 ans, habitant Arcueil, sans faire un continuel abus des alcooliques, s'enivre cependant assez souvent et avec une très-faible dose de boisson.

Déjà, en juin 1849, il a eu une cholérine, et pendant sa convalescence, il a déliré quelques jours.

Le 21 mars 1860, après avoir travaillé assez longtemps dans un puits, où il était presque entièrement couvert d'eau ; il est pris d'un violent frisson avec douleur au côté gauche de la poitrine.

Le 22, il réclame les soins de M. le Dr Cayla, son médecin habituel, qui constate, du côté gauche de la poitrine, tous les signes d'une pneumonie. Il pratique une large saignée, qui est bientôt suivie d'une épaisse couenne.

Le 23, les symptômes généraux et locaux éprouvent un notable amendement.

Le 24. L'auscultation, la percussion donnent des résultats négatifs ; cependant, la fièvre ayant reparu, on pratique une nouvelle saignée. Peu de temps après, *le délire* éclate avec une grande violence ; agitation extrême ; plusieurs hommes suffisent à peine pour le maintenir ; hallucination de la vue et de l'ouïe ; loquacité. — On prescrit un bain et l'opium à haute dose.

Le 25. L'agitation est toujours aussi violente, et cependant la nuit elle arrive à un tel point que l'usage de la camisole devient nécessaire.

Le 26, je suis appelé auprès du malade avec M. Cayla, et je constate chez le malade une agitation excessive, avec loquacité, hallucinations, etc. etc. On continue d'administrer des opiacés. Dans la soirée, le malade commence à être plus calme.

Le 27 au matin, il est tout à fait raisonnable ; il reconnaît toutes les personnes qui l'entourent et converse avec elles. Les hallucinations ont cessé ; en même temps, le pouls a repris de la fréquence ; il recommence à tousser et à rejeter des crachats visqueux et rosés ; la matité, le souffle et la bronchophonie reparaissent. Un vésicatoire est appliqué sur le côté malade.

Le 28, tous les symptômes de la pneumonie s'amendent de nouveau, la fièvre diminue, les crachats deviennent muqueux ; il tousse encore ; il y a de l'étonnement et il n'a pas le souvenir de ce qui s'est passé.

Le 29, le calme continue, il n'y a plus de délire ; le poumon est revenu à l'état normal, les crachats sont bons, il n'y a plus de fièvre ; il raisonne bien et semble avoir encore quelques hallucinations de la vue. Depuis lors, la convalescence marche rapidement, il n'y a plus trace de délire.

OBSERVATION XXXI.

(Thore, *Annales médico-psychologiques;* année 1850.)

N....., âgé 72 ans, est atteint *d'une pleurésie*, depuis le
30 mars. Il avait éprouvé une douleur aiguë dans le côté gauche de la poitrine avec fièvre et dypsnée. Lorsqu'à la suite d'un
traitement les symptômes les plus fâcheux furent dissipés, il
se manifesta un *délire maniaque* avec agitation considérable et
hallucinations de la vue et de l'ouïe. Ce délire dure encore
aujourd'hui, six semaines après le début de la maladie. Il n'a
guère été amendé que par les opiacés, donnés à haute dose,
mais il est loin d'avoir complétement cédé. L'épanchement
pleurétique dure toujours aussi, malgré l'application répétée
de larges et nombreux vésicatoires.

OBSERVATION XXXII.

(Thore, *Annales médico-psychologiques;* année 1860.)

Pleuro-pneumonie gauche, chez un enfant, en complète résolution au bout de
quatre jours ; puis pneumonie droite du sommet, qui se résout au bout de
quatre jours encore ; au moment de la convalescence, hallucinations de la
vue et de l'ouïe.

P....., garçon âgé de 5 ans, d'une constitution délicate, a
déjà eu, il y a deux ans, une fièvre typhoïde grave.

Le 5 avril 1858 il tomba encore malade. Il a une fièvre intense, douleur aiguë au côté gauche de la poitrine, matité du
tiers inférieur de ce côté ; bronchophonie, souffle, etc. La pleuro-pneumonie est bien caractérisée. — On applique 4 sangsues
au siége ; cataplasmes, sinapismes.

Le 6, état stationnaire ; la fièvre persiste ainsi que la dyspnée, la douleur est moindre, l'état local reste le même.

Le 7, persistance, sans aggravation, des accidents. Il y a toujours de la gêne dans la respiration ; la fièvre a un peu dimi-
nué. On applique un vésicatoire volant sur l'omoplate gauche.

Le 8, la résolution s'opère, et le petit malade paraît entrer
en convalescence. La fièvre a tout à fait cessé.

Le 9, retour de l'oppression et de la fièvre ; agitation, matité
au sommet du poumon droit, avec tous les symptômes déjà

indiqués pour le côté gauche. L'enfant a été très-affaibli par l'émission sanguine; on ne juge pas à propos de la renouveler. On applique un vésicatoire volant sur l'omoplate du côté droit.

Le 10, les accidents paraissent promptement céder à cette application.

Le 11, le mieux continue.

Le 13, l'enfant est sans fièvre: il est tout à fait bien. Dans la nuit on vient m'éveiller pour le voir, attendu qu'il est, dit-on, au plus mal. Je le trouve en proie à de violentes *hallucinations* de la vue et de l'ouïe. Il est dans une extrême agitation. Il voit des rats et des chats qui entrent dans la chambre et courent après lui; des personnes pénètrent dans sa chambre à travers les murs, le menacent et veulent l'emporter; il dit que le plafond s'entr'ouvre pour laisser passer des bras dans l'intervalle des solives. Il n'a point de fièvre; la peau est fraîche et le pouls sans fréquence.

L'examen de la poitrine ne révèle aucun trouble dans les fonctions du poumon. La double pneumonie n'a laissé aucune trace.

On applique quelques sinapismes, et une potion calmante avec 3 centigrammes d'extrait thébaïque est prescrite.

Le journée a été fort paisible. Aucun accident, pas de fièvre; il mange un peu. Aux approches de la nuit il commence à s'agiter; il a encore quelques hallucinations, elles sont moins prononcées que celles de la veille et ne lui causent point la même terreur. — On donne encore quelques cuillerées de la potion, et il s'endort assez facilement.

Le 16, état complétement satisfaisant; il mange avec appétit. Le soir il est fort calme, s'endort de bonne heure et n'a point de visions.

Le 19, il est tout à fait rétabli.

OBSERVATION XXXIII.

(M. Regnard, interne des hôpitaux. *Gazette des hôpitaux*, 13 sept. 1864

Délire aigu à la suite d'une pneumonie; âge critique; vociférations; mouvements convulsifs de la tête et du cou; mort; œdème et congestion des membranes.

Marguerite M....., âgée de 52 ans, concierge, est amenée le 8 mars 1864 dans le service de M. Baillarger.

Cette femme a été prise, il y a dix jours, d'une pneumonie pour laquelle elle fut soignée par M. le Dr Besnier. Elle commençait à aller mieux, quand, quatre jours avant son entrée, elle fut atteinte de délire avec agitation, cris, etc. etc.

Sa santé était habituellement bonne, à part de violentes migraines revenant à peu près tous les mois.

Depuis quelque temps elle souffrait beaucoup aux époques cataméniales : les deux dernières ont manqué ; son père et un de ses frères sont morts fous. Il paraît qu'elle se préoccupait outre mesure de l'expropriation prochaine de la maison dans laquelle elle est concierge.

Nous la voyons au moment de son arrivée : elle est dans un état d'agitation extrême, s'écrie qu'elle n'est pas folle, qu'elle est pauvre, mais heureuse, etc. etc.; puis s'accuse de crimes imaginaires, demande à genoux qu'on la tue, qu'on la condamne, etc.

La peau est chaude : 100 pulsations. La langue sèche, rouge aux bords. Face vultueuse, congestionnée; les pupilles normales ; les yeux hagards et se convulsant dans toutes les directions.

Le 9, même état général ; on parvient cependant à fixer son attention et à lui faire tirer la langue. Elle répète obstinément la fin des phrases qu'on prononce devant elle.

Le 10, la malade a dormi deux heures. Elle boit avec avidité. On ne perçoit pas de battements aortiques. (Il faut noter l'embonpoint considérable de la malade.)

Le 11, elle a mangé un peu de potage. Pouls à 96.

Le 12, agitation extrême : la malade hurle deux ou trois mots qu'elle répète sans cesse jusqu'à épuisement, tout en tournant alternativement, avec rapidité, la tête à droite et à gauche. Sensibilité nulle ; pouls petit, à 152.

Ces phénomènes persistent et s'atténuent peu à peu jusqu'à la mort, qui arriva le 14 au matin.

Le traitement a consisté en vésicatoires aux cuisses, purgatifs, sulfate de quinine et opium.

Autopsie. L'encéphale pèse 1,139 grammes, dont 1,030 pour les hémisphères, qui sont à peu près égaux.

On a pu peser 75 grammes de sérosité légèrement sanguinolente et provenant des espaces sous-arachnoïdiens, tant de la convexité que de la base.

L'arachnoïde est légèrement opaque par places et notablement épaissie ; les gros vaisseaux de la pie-mère sont gorgés de sang et les deux membranes s'enlèvent par larges lambeaux; les lacis vasculaires qui tapissent les anfractuosités sont également rouges et congestionnés. Aucune altération apparente de la substance cérébrale, dont la consistance est normale, même un peu augmentée. Les viscères thoraciques et abdominaux sont sains ; un noyau volumineux d'hépatisation rouge existe à la base du poumon gauche.

La manie avec hallucinations paraît être la forme délirante la plus fréquente à la suite des pneumonies et pleurésies. Sur les sept observations, en effet, que nous avons citées, se rencontrent cinq fois le délire maniaque et une fois le délire aigu.

Dans la vingt-huitième observation, nous retrouvons encore les hallucinations, accompagnées de *mélancolie avec stupeur*. Le traitement antiphlogistique employé énergiquement dans ce cas, en raison de l'appauvrissement du sang qu'il a pu déterminer, justifierait assez la forme dépressive de ce délire.

Quant à la manie consécutive à la pneumonie, nous ne trouvons dans les faits cités par M. Thore, rien, soit du côté des antécédents, soit dans la marche de l'affection, qui puisse l'expliquer. Toutefois on pourrait à la rigueur (dans la deuxième observation de M. Thore) tenir compte de quelques excès alcooliques.

Mais, si nous nous reportons à sa première observation, n'est-il pas remarquable de voir les deux invasions de pneumonie, séparées par un an d'intervalle, provoquer chaque fois à leur suite, alors que tout phénomène aigu avait disparu, au moment de la convalescence, les mêmes accès de manie avec hallucinations ? Il s'est probablement produit du côté de l'encéphale quelque manifestation congestive qui a survécu à l'affection aiguë. Cela seul pourrait donner l'explication de cette *manie consécutive*.

Du reste, si nous rapprochons ces faits de délire maniaque, du délire aigu, observé par M. Regnard, nous voyons que l'autopsie, dans ce dernier cas, révèle l'existence bien confirmée d'une congestion cérébrale, ou du premier degré de la méningite.

§ IV. — *Rhumatisme articulaire aigu.*

Les accidents cérébraux qui viennent compliquer les affections rhumatismales ont été déjà indiqués d'une manière générale dans quelques auteurs anciens.

Boerhaave et son élève et commentateur Van Swieten, partisans des théories humorales de Galien, croyaient trop fermement à la doctrine des métastases, pour ne pas avoir remarqué promptement et signalé les migrations du rhumatisme vers les parties internes et notamment vers le cerveau.

Le premier, dans un de ses aphorismes (1471), s'exprime très-clairement à ce sujet : « Rhumatis-« mus, excruciare aliquandò cerebrum, pulmone, « viscera, potest... »

.Stoll (1), Scudamore (2) et Lorry (3), en font
mention dans leurs ouvrages. « Le rhumatisme,
dit ce dernier, peut, dans un moment donné, subit
et imprévu de l'âme, prendre la forme de l'apoplexie ou de la phrénesie... »

Mais ces complications cérébrales sont plus
particulièrement signalées dans quelques mémoires,
insérés dans les recueils périodiques. — La *Gazette
des hôpitaux* (année 1845) rapporte un cas douteux
de rhumatisme cérébral observé par M. Hervez de
Chégoin.

M. le professeur Bouillaud, dans son traité
clinique du rhumatisme, faisait pressentir la possibilité des accidents cérébraux, et sans citer de faits
particuliers, en établissant la loi de coïncidence
entre le rhumatisme articulaire aigu et l'inflammation des séreuses viscérales, il préparait, suivant
l'heureuse expression de M. Gubler, l'avènement
du rhumatisme cérébral.

Les faits de M. Hervez de Chégoin étaient à peu
près oubliés, lorsqu'en 1851, M. Gosset publia
l'observation d'un cas observé dans le service de
M. Requin (4).

Cette communication fut l'objet d'un rapport de
Valleix (5) et d'une note de M. Bourdon (6). Dès

---

(1) Stoll, *Ratio medendi*, 1779.
(2) *Traité de la goutte et du rhumatisme* (traduction française, 1817).
(3) Lorry, *Metastases arthriticæ ab animi affectitur.*
(4) *Actes de la Société des hôpitaux de Paris ;* 1852, 2ᵉ fascicule, p. 79.
(5) *Idem,* p. 90.
(6) *Arch. gén. de méd.,* t. II, p. 21 (1853).

lors l'élan était donné. L'observation de M. Gosset, et surtout la note de M. Bourdon, furent le point de départ des travaux nombreux qui se sont succédé depuis, et ont jeté une vive lumière sur cette question jusque-là si obscure. — En 1853, M. Vigla (1), ayant observé dans le cours d'une seule année six cas de rhumatisme cérébral, publia un travail important sur ce sujet; considérant les formes variées sous lesquelles se sont présentés les accidents cérébraux, dans les cas qui lui sont personnels et ceux déjà connus, il admet trois formes qui correspondent : la première, au délire sympathique des maladies aiguës; la deuxième, à la méningite; la troisième, à l'apoplexie (forme apoplectique de Stoll). A ces trois formes, M. Gubler, dans un travail publié en 1857, à l'exemple de Boerhaave et de Van Swieten, en ajoute une quatrième, la moins grave de toutes, et qu'il propose d'appeler céphalée rhumatismale.

M. Thore (2), en 1856, avait déjà cité une observation très-détaillée de rhumatisme articulaire compliqué de délire.

Les recueils scientifiques publiés dans le courant de l'année 1858 contiennent un grand nombre de faits semblables. Nous y trouvons un fait observé par M. Lebert, et deux pris dans le service de M. Tardieu et publiés par deux de ses élèves.

(1) *Arch. gén. de méd.*, t. II, p. 21 (1853).
(2) *Gazette des hôpitaux* (1856).

Mais, parmi les faits observés jusqu'ici, et établissant positivement la relation du rhumatisme avec l'aliénation mentale, nous ne remarquons inscrits dans les annales de la science que celui de M. Mesmet et surtout le cas intéressant rapporté par M. Délioux, professeur de médecine navale, cas dans lequel le délire est tout à fait consécutif à la maladie.

Nous citons à leur suite une observation non moins intéressante, semblable à celle de M. Délioux, et qui nous est propre.

OBSERVATION XXXIV.

(Mesmet, *Archives générales de médecine* ; juin 1856, p. 711.)

Aliénation mentale avec chorée dans un cas de rhumatisme articulaire.

A....., jeune homme de 23 ans, d'un tempérament nerveux, n'ayant aucun de ses ascendants atteints d'aliénation mentale, se livrant avec excès au coït, tourmenté depuis quatre mois par une perte d'argent, et la crainte de l'autorité paternelle, fut pris, au commencement de février, d'un point de côté à gauche (début d'une pleurésie caractérisée); puis, quelques jours après, de douleurs vives dans les genoux et dans les lombes; puis, enfin, d'un dérangement intellectuel consistant d'abord dans l'hébétude, des réponses lentes, des phrases inachevées, de la difficulté de trouver les mots, et, plus tard, dans un délire aigu, avec violence, hallucinations de la vue et de l'ouïe, conceptions délivrantes, croyances à des soupçons, à des machinations. Il y avait depuis quinze jours des périodes alternatives de rémission et d'exacerbation, quand M. Mesmet vit le malade à la fin du mois de février.

A partir de ce moment, on voit d'une part le rhumatisme articulaire revêtir des caractères de plus en plus significatifs, passer de l'épaule au genou, du genou à l'articulation tibiotarsienne, du pied à la main, et s'y manifester par de la rougeur et de la sensibilité à la pression ; d'autre part, les symptômes de rhumatisme s'apaiser dès que le délire diminuait.

De plus, le 6 mars, commencèrent à se montrer des mouvements choréiques, prononcés surtout dans le bras droit, et qui, eux aussi, diminuaient ou augmentaient à l'inverse des désordres intellectuels.

Vers le 11, le délire aigu commence à faire place à un état d'hébétude analogue à celui du début ; en même temps, les symptômes rhumatismaux vont en s'amoindrissant.

On constate le 21 un bruit de souffle systolique, mais ce bruit existait, sans doute, depuis quelque temps.

Les mouvements choréiques deviennent moins forts, se limitent au côté droit. Enfin, dans les premiers jours d'avril, toute trace de rhumatisme, toute trace de chorée disparaissent ; l'intelligence revient plus lentement ; mais le 15 la raison est complète ; le malade a repris sa gaieté et son entrain.

La médication quinique a été employée avec succès contre le rhumatisme.

OBSERVATION XXXV.

(Dr Délioux, *Archives générales de médecine*, juin 1857, p. 670.)

Rhumatisme articulaire aigu ; saignée, vératrine ; guérison au bout de quinze jours ; à cette époque, délire mélancolique et hypochondriaque ; le malade devient momentanément gâteux ; bientôt incontinence d'urine et constipation ; calomel et vésicatoire ; après quatorze jours passés dans cet état, épistaxis ; amélioration : retour de l'intelligence et des forces.

Alexandre B....., soldat d'un régiment d'infanterie de marine, âgé de 21 ans, bonne constitution, caractère doux et facile, entre à l'hôpital de Brest le 18 novembre 1856 ; son billet porte *fièvre muqueuse*.

Il fournit les renseignements suivants : Il est malade depuis deux jours, a eu des vomissements au début, puis de la céphalalgie, des douleurs non caractérisées dans les lombes et les membres inférieurs.

Nul éclaircissement sur la source étiologique ne peut être obtenu.

Du 17 au 20, apparaît un ensemble de symptômes où dominent des troubles digestifs : vomissements, constipation, gargouillement iléo-cæcal, et des troubles nerveux ; céphalalgie, douleurs erratiques, abattement.

Le 20, une attaque de rhumatisme articulaire aigu est positivement constituée. Saignée du bras de 400 grammes ; onctions de pommade belladonée sur les articulations endolories.

Le 21, un peu d'amélioration ; mais les articulations prises sont très-gonflées et douloureuses, 10 sangsues autour de chaque articulation tibio-fémorale. Traitement interne par la vératrine, une pilule de 5 milligrammes.

Le 23, amélioration générale ; pas de fièvre

Le 24, les douleurs et la tuméfaction articulaire ont totalement disparu. La dose de vératrine n'a pas été augmentée et a été continuée à 2 pilules par jour jusqu'au 27, et suspendue après une dernière pilule le 28. Jusqu'à cette époque, les articulations ont été tenues graissées de pommade à la belladone et entourées de flanelle. La tendance à la constipation ne cessant pas, il fallait pour la vaincre revenir souvent aux lavements sulfatés.

Régime. Alexandre B..... a été maintenu à la diète pendant les cinq premiers jours de son séjour à l'hôpital ; il dit n'avoir pas mangé pendant les deux premiers jours de sa maladie ; l'alimentation a donc été suspendue pendant sept jours. Du reste, il avait de l'inappétence ; on se rappelle qu'au début il avait offert des troubles digestifs qui avaient fait croire à l'invasion d'une fièvre muqueuse.

Les 22 et 23, il a été mis au bouillon ; les 24 et 25, il a pris chaque jour 2 potages ; le 26, il a été admis au quart de ration avec du lait pour boisson ; le 30, à la demie avec le vin. Le vératrine n'a nullement influencé les organes digestifs ; les premiers troubles observés de ce côté ont cessé depuis l'invasion franche du rhumatisme articulaire aigu ; de façon qu'aussitôt que l'alimentation a été reprise, elle a été rapidement et complétement réparatrice.

Aucune complication ne s'est déclarée dans les organes circulatoires, examinés avec soin pendant le cours de la maladie.

Les 1er et 2 décembre, Alexandre B..... se lève, marche, sans éprouver aucun ressouvenir de ses douleurs tant musculaire qu'articulaire; il reprend ses forces et l'apparence de la santé.

Le 3, sans nul prodrome, tout à coup il survient dans les facultés intellectuelles de ce jeune soldat, une perturbation qui frappe d'étonnement tous ceux qui observent cette phase nouvelle et inopinée d'une maladie dont la guérison semblait la veille encore définitivement acquise.

A la visite du matin, l'infirmier du service me prévient que B..... déraisonne sur les séries d'idées que l'on cherche à éveiller en lui; son délire porte principalement sur la conviction qu'il n'existe plus, qu'il est mort. Son visage a l'empreinte d'une profonde tristesse; il repousse toute tentative d'investigation et affirme qu'il n'a aucune souffrance; il est sans fièvre; son pouls est normal.

Les jours suivants, il devient taciturne, silencieux, ne parlant guère, à de rares intervalles, que pour répéter qu'étant mort il n'a besoin et souci de rien ni de soins, ni de nourriture, et de fait il refuse obstinément ses aliments, reste au lit, devient gâteux, et tombe dans une inertie absolue. En deux jours, il était arrivé à un état d'affaissement, de faiblesse, d'émaciation, de l'aspect le plus sinistre.

Le 5, son pouls était lent, petit; il était immobile, gardant invinciblement le décubitus dorsal; le facies altéré, plombé, pâle; le regard morne, et nonobstant les conjonctives injectées; il ne répondait à aucune question; il était plongé par moments dans un état comateux; lorsqu'il en était retiré, il paraissait ne reconnaître ainsi que les personnes qui le soignaient, mais il serait impossible de l'affirmer, il y avait incontinence d'urine et constipation permanente. Son immobilité était elle le résultat d'une paralysie générale ou la conséquence de la conception délirante qui le faisait s'identifier à un cadavre? Je crois qu'elle dépendait à la fois de ces deux causes qu'elle était en partie volontaire; mais aussi qu'un certain degré de résolution des membres coïncidait avec une lésion actuelle du centre cérébro-spinal. En somme, il avait, sous beaucoup de rapports, l'apparence symptomatique des individus placés sous l'influence d'une compression du cerveau. Cet état fut jugé des plus graves. 2 larges vésicatoires furent appliqués à la ace interne des cuisses, près des genoux; je prescrivis des pilules purgatives (calomel et aloès ā 0,50, julep 1 gr.), mais le malade se refusa à les prendre. Les médications internes étaient aussi impossibles que l'alimentation; vingt-quatre heures après l'application des vésicatoires aux cuisses, on les mit aux jambes.

L'état du malade s'amenda, le pouls le releva; le coma fit place à la somnolence qui elle-même cessa peu à peu; l'injection conjonctivale disparut.

B..,.. consentit à prendre un peu de bouillon, de tisane, puis des aliments : on triompha lentement de sa propension à l'immobilité; lorsqu'il consentit à se mouvoir, ses mouvements ne parurent point entravés par un affaiblissement paralytique ; il demanda plusieurs fois l'urinal; il restait toujours constipé, malgré l'emploi d'une forte proportion de crème de tartre dans sa tisane.

Le 8, le mutisme était absolu; mais livré à une agitation, à une véritable jactitation qui contrastait avec son inertie habituelle ; B..... cherchait souvent à se lever de son lit, et parfois à s'enfuir; on le recouchait assez facilement, et il ne proférait alors aucune plainte.

Dans la nuit du 8 au 9, il survint des sueurs très-abondantes; il n'y en avait pas eu, comme cela est très-fréquent dans les attaques de rhumatisme. Il sembla qu'à partir de ce moment, l'amélioration fit quelques nouveaux progrès.

Le 14 il survint une épistaxis ; ce jour-là la figure était animée, et il se mit à uriner au lit. L'état mental devint meilleur jusqu'au 22 décembre, et à partir de ce jour, B..... est redevenu docile, paisible, et n'a plus manifesté d'incohérence dans ses idées, ni dans ses paroles, mais il est resté triste et peu communicatif.

Rappelons maintenant le dépérissement extrême et rapide qui affecta ce jeune militaire dès l'invasion des phénomènes cérébraux qui ouvrirent la seconde phase de la maladie. Ce dépérissement inspira les plus sérieuses inquiétudes, surtout pendant que le malade refusait toute alimentation, il ne tarda pas à s'offrir sous la forme de la chloro-anémie la plus prononcée, qui nécessita un traitement spécial.

Le quinquina, le houblon et les amers, le régime analeptique surtout, produisirent de bons effets, et l'on devait y associer les ferrugineux ; mais la nostalgie vint compliquer en dernier ressort la convalescence, et nous avons dû alors nous empresser de solliciter un congé pour Alexandre B..... qui, parti le 27 jan-

vier 1857, sous la surveillance d'un de ses amis, est allé chercher sur la terre natale, au foyer de la famille, la guérison définitive de la série d'accidents graves qu'il a traversés. Tel est
du moins mon espoir.

Avant la maladie qui l'a conduit dans notre hôpital, Alex.
B..... n'a jamais présenté aucun trouble intellectuel, et les manies qui naissent sous la dépendance de diverses maladies
aiguës sont généralement moins graves et plus facilement cu-
rables que celles qui ont primitivement pour causes une lésion
cérébrale. Si, en outre, B..... n'est point sous l'influence d'une
prédisposition héréditaire, ce que je n'ai pu étudier faute de
renseignements, il me paraît avoir des grandes chances pour
un rétablissement complet.

OBSERVATION XXXVI.

(Recueillie dans le service de M. Baillarger.)

Rhumatisme articulaire aigu ; le quinzième jour, accidents cérébraux, délire,
agitation ; amélioration ; état chloro-anémique prononcé ; idées de persé-
cution ; hallucinations ; traitement tonique ; guérison au bout de six semaines.

P....., âgée de 32 ans, est entrée le 21 septembre 1864 à la
Salpêtrière, dans le service de M. Baillarger.

Cette femme ne présente absolument aucun antécédent à
noter, pas plus au point de vue de l'hérédité que sous le rapport de son état de santé habituel qui a toujours été satisfaisant. Pas d'hystérie, ni d'accidents nerveux ou congestifs an-
térieurs ; pas de chagrins ni d'excès d'aucun genre.

Le 2 août elle est prise d'un rhumatisme polyarticulaire, les
poignets et le genou droit furent surtout atteints.

Elle se fit soigner chez elle jusqu'au 24, époque à laquelle
éclatèrent des accidents cérébraux, caractérisés par de l'agitation, du délire et autres phénomènes graves, qui motivèrent
son entrée à l'Hôtel-Dieu.

Le 21 septembre, c'est-à-dire six semaines après le début du
rhumatisme, un mois après l'apparition des phénomènes cérébraux, elle est amenée à la Salpêtrière où nous pouvons constater l'état suivant :

La malade est très-amaigrie et présente les signes d'un état
de chloro-anémie très-prononcé. Du reste, les fonctions s'exé-

cutent assez bien : appétit vorace comme dans les convales-
cences. On constate encore un léger gonflement du poignet
gauche, avec douleurs assez vives de temps en temps.

Au sommet du poumon gauche, matité notable ; des craque-
ments manifestes, et quelques râles décèlent la présence de tu-
bercules ayant déjà dépassé la période de crudité.

La sensibilité est intacte ; quant aux mouvements, la faiblesse de la malade l'empêche de se lever.

Pour ce qui est de l'intelligence, la femme A..... est complétement folle. Elle se plaint sans motif de toutes les personnes qui l'entourent ; ses voisines lui disent des sottises : les
médecins l'ont empoisonnée, et l'empoisonnent tous les jours ;
son mari veut la tuer pour pouvoir se remarier. De toutes ces
idées assez lugubres, résulte un *état de mélancolie* acariâtre,
entremêlé de pleurs et de boutades fréquentes.

Il y a des hallucinations parfaitement caractérisées ; elle voit
sur les toits des personnes de sa connaissance qui l'agacent et
lui adressent de là-haut des reproches et des injures.

On met la malade au régime tonique (fer, quinquina, côte-
lettes).

Dans les premiers jours d'octobre, elle commence à devenir
plus traitable ; les idées d'empoisonnement ont disparu ; les
forces sont revenues au moins en partie.

Le 10 octobre, après un interrogatoire prolongé, il devient
manifeste que tout délire a disparu ; la femme A..... rend
même pafaitement compte de tout ce qu'elle éprouvait, convient de l'absurdité de ses craintes d'empoisonnement, et raconte très-bien, en les attribuant à la maladie, les hallucinations
dont elle était le jouet.

Elle sort le 17 octobre en possession complète de son intelligence et de sa raison.

L'observation de M. Mesmet est fort curieuse par
l'alternance remarquable qui existe entre les phénomènes articulaires et le délire ; celui-ci survenant
lorsque les premiers disparaissaient, et réciproque-
ment ; et comme pour montrer d'une manière plus
complète la relation intime qui existe entre les

troubles intellectuels et le rhumatisme, on voit se
développer chez le malade des mouvements choréiques qui, eux aussi, alternent avec les accidents
cérébraux. Cette coïncidence remarquable que
M. Sée (1) avait déjà indiquée dans un travail antérieur ne laisse aucun doute sur la nature rhumatismale du délire.

M. Délioux pense que l'aliénation mentale est
survenue chez le sujet qu'il a observé, non comme
un accident fortuit dans la convalescence, sans
liaison avec l'état morbide antérieur, mais comme
une manifestation de la diathèse rhumatismale,
comme une métastase aux dépens des séreuses qui
enveloppent le cerveau. « Ce nouveau fait, dit-il, se
place par conséquent à côté des rhumatismes aigus
compliqués de phénomènes cérébraux, et rentre-
rait sans effort d'analogie dans celles des trois ca-
tégories indiquées par M. Vigla, comprenant les
rhumatismes avec délire symptomatique d'une méningite. » Quant à notre observation, elle se rattache
en tous points à celle de M. Délioux.

A quoi rapporter la forme du délire dans ces trois
cas de rhumatisme? car il offre dans tous les trois,
chose remarquable, à peu près le même caractère :
la dépression, la mélancolie. Cette forme délirante
ne serait-elle pas probablement sous la dépendance
d'un épanchement séreux consécutif à la congestion
des méninges et du cerveau? L'attention des obser-

(1) *Arch. gén. de méd.*, t. 1 p. 711 (1856).

vateurs mérite d'être attirée sur ce point d'étiologie mentale. Nous pensons que des faits ultérieurs viendront se grouper autour de ces derniers, et permettront d'établir une nouvelle classe des manifestations cérébrales du rhumatisme : la *folie rhumatismale*.

§ V. — *Fièvres éruptives.*

Le délire que l'on observe si fréquemment dans le cours des fièvres éruptives survient aussi quelquefois à leur suite.

Si l'on remarque l'analogie qui existe entre la fièvre typhoïde et ces affections au point de vue des complications cérébrales, n'y a-t-il pas lieu de s'étonner, en voyant l'aliénation mentale s'observer si souvent après la dothiénentérie, et presque jamais à la suite des fièvres éruptives.

En effet, les faits sont rares : M. Thore seul a signalé jusqu'à ce jour, dans les *Annales médico-psychologiques*, un cas de délire survenu dans ces conditions ; il l'a observé à la suite d'une rougeole chez un adulte.

Nous le reproduisons ici à côté d'un cas de *manie consécutive* à une varioloïde que nous avons eu l'occasion d'observer dans le service de M. Baillarger.

OBSERVATION XXXVII.

(M. Thore, *Annales médico-phychologiques*, 1850.)

Rougeole chez un adulte ; délire maniaque pendant la convalescence ;
vingt-quatre heures de durée ; hallucinations.

L....., âgé de 27 ans, et employé comme charretier chez un plâtrier, avait depuis quelques jours une toux très-pénible, accompagnée de fièvre; il avait eu plusieurs épistaxis, lorsque, le 12 juin 1847, il se manifeste une rougeole. L'éruption est confluente, et se développe avec une parfaite régularité; l'appétit revient rapidement, en même temps que la fièvre diminue.

Le 14, il était tout à fait bien et avait pris avec plaisir un peu de potage; l'éruption morbilleuse était tout à fait éteinte; la toux presque nulle, et il entrait en convalescence, lorsque le soir il se met brusquement à délirer; il ne sait plus où il est, se croit entouré de personnes étrangères; il parle à ses chevaux, qu'il dit être dans une armoire placée au pied du lit; il veut que la porte en reste ouverte, afin qu'il puisse mieux les surveiller; il est en continuelle conversation avec eux. Au milieu de la nuit, il veut s'échapper et s'élancer dans la cour; on le contient avec beaucoup de peine et on le ramène dans son lit. Mais, vers le matin, il trompe la surveillance de ses gardiens, s'échappe de chez lui, se met à courir les champs, et arrive de grand matin chez le plâtrier qui l'occupe ordinairement; il lui adresse des injures et lui demande pourquoi il lui donne à conduire des vaches, tandis qu'il conduit habituellement des chevaux, et qu'il ne veut pas consentir à cela. On le fait reconduire chez lui; le délire maniaque continue avec beaucoup d'intensité, il a des *hallucinations de la vue* et de *l'ouïe;* on parvient à fixer ses idées et à obtenir quelques réponses toujours incohérentes. Le pouls est fort calme, apyrexie; il tousse encore un peu; la rougeole laisse encore sur la peau quelques tâches brunâtres. Vers le soir, il commence à se calmer; il dort très-bien toute la nuit, et le lendemain il ne délire plus, les hallucinations ont cessé, il ne tarde point à reprendre ses occupations.

Je l'ai revu depuis cette époque, jamais il n'a donné le moindre signe de folie. Il est d'ailleurs bon ouvrier, d'une conduite régulière, et ne fait point d'excès de boissons alcooliques.

OBSERVATION XXXVIII.

(Recueillie dans le service de M. Baillarger.)

Pas d'aliénés dans la famille; varioloïde; excitation maniaque consécutive; délire ambitieux et érotique; guérison rapide; réapparition du délire à l'époque menstruelle.

C..... (Jeanne-Eugénie), âgée de 28 ans, lingère, est entrée, le 12 octobre 1864, à la Salpêtrière, dans le service de M. Baillarger.

Des renseignements précis nous apprennent que cette malade ne compte aucun aliéné dans sa famille; elle était du reste bien portante et n'avait jamais été folle. Il y a trois semaines, avant son entrée, elle fut prise d'une varioloïde.

Il y a huit jours elle était en pleine convalescence, lorsqu'elle commença à présenter les signes du *délire* qui l'a fait conduire à la Salpêtrière. Ajoutons, pour compléter ce qui concerne les antécédents, qu'elle a eu la scarlatine étant très-jeune, qu'elle est bien réglée, qu'elle a eu un enfant mort en bas âge, il y a dix ans. Elle paraît être de bonne constitution, a le visage animé, les yeux brillants; elle se dit «reine, impératrice; toute la France lui appartient: elle va rouler sur l'or; la Salpêtrière est son château.» A ces idées ambitieuses se joint un délire érotique très-prononcé; elle se dit fille publique (ce qui est faux); elle a un nombre considérable d'amants; elle se complaît à répéter les propos les plus obscènes. Tous ces phénomènes si marqués s'amendent promptement.

Dès le 10 octobre, le délire a complétement disparu.

Le 8 novembre, elle sort paraissant complétement guérie.

Le 17, on la ramène dans un état analogue à celui qu'elle présentait à son entrée.

Le 25, les règles paraissent et l'état mental s'améliore comme par enchantement.

Elle reste dans la maison, travaille, attend et demande sa sortie, que M. Baillarger diffère jusquà la première apparition des règles.

23 décembre. L'excitation maniaque reparaît, toujours avec prédominance érotique; plus de délire ambitieux.

Le 25, apparition des règles; la malade est toujours très-agitée, et reste dans cet état jusqu'au 28 où le calme reparaît.

Nous ne pouvons nous empêcher d'appeler l'attention sur ce fait intéressant à tant d'égards. D'abord, tout concourt à prouver qu'il s'agit bien là d'un délire consécutif à la varioloïde; il n'y a d'an-

técédents d'aucune sorte, pas plus au point de vue
de la prédisposition qu'à celui des causes occasionnelles.

Cela posé, il y a lieu de se demander de quoi il
s'agit. On pourrait penser tout d'abord à un état
monomaniaque ; mais le délire est vraiment trop
généralisé pour qu'on puisse persister dans cette
idée. D'autre part, ce n'est pas la manie ordinaire,
la manie commune ; l'agitation n'est pas considérable, puis il y a des conceptions délirantes qui,
sans être aussi accentuées que dans la monomanie,
sont cependant très-nettes. Bien plus, ces conceptions délirantes sont de nature spéciale : il y a des
idées de grandeur parfaitement marquées, bien que
la malade n'ait pas l'air d'y attacher une importance exagérée. Cependant elle y revient avec com-
plaisance et pendant un temps assez long. Joignons
à cela cette coloration animée du visage, cette agitation comme latente caractérisée bien plus par une
exubérance du langage et des velléités nombreuses,
que par des mouvements désordonnés, et nous au-
rons presque tous les signes de la *manie congestive*
de M. Baillarger. Ce n'est pas la congestion violente
de la première période de la paralysie générale,
c'est quelque chose d'intermédiaire, et qui, très-
probablement sera suivi d'une guérison plus ou
moins rapide. Une autre preuve d'ailleurs de la
congestion concomitante, c'est la recrudescence si
marquée des symptômes au moment de l'époque
menstruelle. Un degré de plus, c'est-à-dire un peu

d'embarras de parole ou d'inégalité des pupilles, et la plupart des auteurs verront là une paralysie générale déclarée et à sa première période. Pour M. Baillarger, ce ne sera encore qu'une manie congestive, seulement la paralysie sera beaucoup plus à craindre. C'est là d'ailleurs une question à l'ordre du jour; aussi avons-nous tenu à y insister, ce fait venant parfaitement à l'appui des idées que M. Baillarger s'efforce, avec raison, de faire prévaloir, au point de vue de la doctrine de la paralysie générale.

§ VI. *Érysipèle*.

Personne ne doute actuellement que la congestion cérébrale et méningée ne soit la cause prochaine de la paralysie générale; nous avons eu déjà plusieurs fois, dans le cours de ce travail, l'occasion d'insister sur ce fait maintenant classique. On ne sera donc pas étonné de rencontrer dans ce paragraphe les deux seuls cas de paralysie générale que nous ayons eu à relater parmi nos quarante-trois observations. Personne, en effet, ne nie les phénomènes cérébraux qui compliquent trop souvent l'érysipèle, phénomènes qui peuvent d'ailleurs se produire avec une gravité plus ou moins mitigée, mais qui n'en sont pas moins réels, consistant le plus souvent dans une congestion cérébro-méningée, qui va, dans certains cas, jusqu'à la méningo-encéphalite, et à la mort. Terminaison bien faite pour ébranler les convictions de ceux qui ne voient là qu'une affaire purement sympathique et sans raison organique démontrée, comme disent MM. Hardy et Béhier !

Pour ce qui est de la *sympathie*, nous ne demandons pas mieux que de l'admettre, pourvu qu'on nous explique le mot. Nous croyons, pour notre part, que la sympathie consiste là dans un afflux sanguin considérable au cerveau, sous l'influence de l'irritation développée et entretenue par l'état de la face et du cuir chevelu dans l'érysipèle.

Quoi qu'il en soit, M. Baillarger a rapporté, dans les *Annales médico-psychologiques* (1849), deux observations de paralysie générale survenue consécutivement à des érysipèles de la face. Nous en reproduisons une ; la deuxième ne nous ayant pas paru suffisamment déterminée au point de vue particulier qui nous occupe. Nous citons également l'observation empruntée à Bayle.

OBSERVATION XXXIX.

(M. Baillarger, *Annales médico-psychologiques* ; année 1849, p. 480.)

Cinq érysipèles de la face en trois années ; paralysie générale ; mort ; autopsie.

La femme R....., âgée de 36 ans, a été conduite à la Salpêtrière le 20 février 1847. Voici les renseignements que j'obtins de son mari :

Il y a près de dix ans qu'il s'est aperçu d'un changement dans le caractère et les habitudes de sa femme, qui devenait lente et apathique ; elle se plaignait que le sang la gênait et lui portait à la tête. Depuis trois ans elle a eu cinq érysipèles de la face à des intervalles irréguliers, et il y a quinze mois qu'on a constaté un affaiblissement de la mémoire; en même temps on remarque chez elle une envie de briller, des goûts de toilette qu'elle n'avait pas auparavant; puis elle vole çà et là des objets de peu de valeur et fait des excès de boisson; enfin, il y a trois mois, on commence à remarquer de l'embarras dans la prononciation.

Au moment de l'entrée à la Salpêtrière, je notai les symptômes suivants :

R..... est calme, un peu abattue; elle passe ses journées à la même place, dans une sorte d'inertie et d'engourdissement. Sa physionomie offre déjà l'empreinte de la démence; les réponses sont courtes, lentes, les idées rares, la mémoire très-affaiblie. R..... ne peut indiquer ni le mois, ni même l'année; elle se trompe sur les faits les plus simples; elle ne paraît d'ailleurs pas avoir d'idées de grandeurs. L'embarras de la parole est peu prononcé, mais il ne saurait cependant être mis en doute; la démarche est même assez ferme; la sensibilité générale est très-affaiblie, et l'on peut pincer très-fortement la peau sans que la malade manifeste aucune douleur; l'appétit est excellent le sommeil calme et prolongé.

Pendant huit mois nous n'eûmes à noter que peu de changements dans cet état. Cependant tous les symptômes s'aggravèrent, et on constata de nouveaux symptômes : les mains étaient tremblantes ainsi que la langue; la malade avait une sorte de mâchonnement continuel; le mouvement qu'elle faisait semblait tout à fait automatique et ressemblait à celui d'une personne qui déguste un liquide. On observa aussi que la paralysie se prononçait davantage sur le bras gauche. Au commencement du mois de novembre la faiblesse était égale des deux côtés; les deux bras étaient souvent le siége de petites secousses convulsives. R..... allait et venait encore dans la division; elle aidait au ménage; son intelligence était affaiblie, mais il n'y avait pas de traces de délire ambitieux; appétit assez bon, langue profondément gercée; pas de diarrhée. La malade maigrit; elle se plaignait parfois d'éprouver de la céphalalgie.

Le 18 novembre, elle fut prise de pneumonie et succomba le 21.

Autopsie le 22. — L'arachnoïde viscérale est épaissie et opaque sur beaucoup de points de la convexité du cerveau; la pie-mère très-infiltrée de sérosité. Le liquide, dans plusieurs points, a déprimé les circonvolutions et a formé de petites cavités sur les côtés de la grande scissure.

Adhérences très-nombreuses des membranes à la couche corticale dont une partie s'enlève avec elles. Substance grise, molle et de couleur rosée. La substance médullaire a sa consistance normale. Peu de sérosité dans les ventricules qui ne sont pas dilatés. Granulations très-nombreuses sur l'arachnoïde ventriculaire, et principalement dans le ventricule du cervelet, au-dessus du calamus scriptorius. La moelle est saine. Les viscères de la poitrine et de l'abdomen n'ont pu être examinés.

Chez la femme qui fait le sujet de cette observation, pas d'antécédents héréditaires, pas de causes occasionnelles ni prédisposantes; tout à coup éclatent successivement cinq érysipèles de la face, et bientôt R... commence à présenter de l'affaiblissement de la mémoire et des facultés : vient ensuite la manie d'acheter, puis de voler, etc., en un mot, tous les signes de la première période de la paralysie générale : il est vraiment difficile de ne pas voir une liaison entre le développement de ces phénomènes et l'apparition des érysipèles.

Cette observation est intéressante à la fois au point de vue de l'étiologie de la paralysie générale qu'elle contribue à éclairer, et aussi sous le rapport du délire consécutif à une affection aiguë. Nul doute que l'érysipèle dans ses cinq récidives n'ait amené chaque fois une congestion violente de l'encéphale, congestion qui a eu pour résultat final l'épanchement et l'organisation des produits plastiques qui caractérisent la méningo-encéphalite chronique.

Le cas cité par Bayle est moins caractéristique;

le malade qui fait le sujet de cette observation était adonné depuis longtemps à l'usage immodéré des boissons alcooliques, qui, comme on sait, joue un rôle important dans la production de la paraylsie générale.

OBSERVATION XL.

(Bayle. *Traité des maladies du cerveau*, p. 243.)

Excès de boissons, insolation, érysipèle, à la suite céphalalgie habituelle ; au bout d'un mois, délire ambitieux, démarche chancelante, paralysie générale ; mort.

Romain-Victor B., épicier, âgé de 40 ans, d'une famille saine, d'un caractère gai et doux, avait commencé de très-bonne heure à se livrer d'une manière excessive à l'usage du vin et de l'eau-de-vie. Dans le courant du mois de mai 1819, il dormit pendant longtemps exposé aux rayons d'un soleil très-ardent, et ne tarda pas à être atteint d'un *érysipèle très-intense* qui s'étendit à toute la face et au cuir chevelu. Depuis cette époque, il conserva une céphalalgie habituelle, ce qui ne l'empêcha pas de continuer ses excès de boissons.

Le 29 juin 1819, il fit une orgie et tomba dans un état d'ivresse, qui fut immédiatement suivi d'une aliénation complète. Il était dominé par des idées ambitieuses. Il était énormément riche et puissant ; tout ce qu'il voyait lui appartenait, et il parlait continuellement et sans suite ; il n'était pas violent et ne dormait point ; sa prononciation était très-embarrassée ; il marchait difficilement et en chancelant. Ces symptômes augmentèrent loin de diminuer. Deux ou trois jours après l'invasion, le malade eut des vomissements qui revinrent à plusieurs reprises.

Le 6 juillet, il fut conduit à la Maison royale de Charenton dans l'état suivant : agitation continuelle, cris, loquacité incohérente, démarche extrêmement chancelante qui expose le malade à tomber à chaque pas.

Le 7. Face rouge et sans expression ; point de réponse aux

questions qu'on lui fait, agitation diminuée, regard incertain, pouls fréquent, langue rouge, signes de sensibilité lorsqu'on presse l'épigastre.

Pendant sept à huit jours, même état, puis les facultés s'altèrent davantage : il ne comprend aucune des questions qu'on lui fait.

Vers le 15, agitation et mouvements convulsifs des membres supérieurs, carphologie, soubresaut des tendons, spasme des muscles de la face, resserrement continuel des mâchoires par la contraction tétanique des masséters, face livide, lèvres rouges, langue sèche, blanchâtre à sa surface et sèche sur ses bords ; pouls petit et fréquent.— 20 sangsues au cou, lavement purgatif.

Le 18, dents et lèvres noires et fuligineuses, langue sèche, face décomposée, respiration fréquente.

Trois verres de décoction de quinquina. Même état jusqu'au 22.

Le 23, mort.

Ouverture du cadavre.

État extérieur. Cadavre maigre, chairs fermes et résistantes.

Crâne. Un peu de sérosité épanchée entre l'arachnoïde et la dure-mère ; une quantité assez considérable à la base du crâne. La face interne de cette dernière membrane est rouge dans la région antérieure du crâne. L'arachnoïde qui recouvre la partie antérieure des hémisphères et le lobe antérieur du cerveau, offre une vive rougeur, qui diminue en arrière et disparaît auprès du cervelet, où l'on voit un réseau de capillaires injectés. Cette membrane est unie au feuillet arachnoïdien de la dure-mère, sur les apophyses d'Ingrassias, au bord supérieur du rocher, et à divers autres points de la face interne du crâne, par des filaments celluleux assez faciles à rompre.

L'arachnoïde est très-épaissie, très-résistante, et adhérente, dans un grand nombre de points, à la substance grise, dont on emporte la couche la plus superficielle en détachant cette membrane.

Dans les endroits où l'arachnoïde est rouge, c'est-à-dire vers la région antérieure de l'encéphale, la pie-mère a une couleur écarlate et ses vaisseaux sont fortement injectés.

Les ventricules latéraux contiennent un peu de sérosité légèrement sanguinolente. Leur membrane séreuse est épaissie, ainsi que celle des autres ventricules. Celle du quatrième est couverte d'une multitude de granulations à peine visibles à l'œil nu.

La substance cérébrale est très-injectée et très-molle; elle se laisse pénétrer avec la plus grande facilité, principalement dans les ventricules, où le doigt laisse son impression en touchant légèrement leur surface.

Thorax. Poumon gauche endurci dans sa partie postérieure et gorgé d'une sérosité sanguinolente.

Abdomen. La membrane muqueuse de l'estomac présente dans sa portion cardiaque des points rouges très-nombreux et très-arrondis, entre lesquels cette membrane est blanchâtre. Cette rougeur n'existe point dans sa portion pylorique. La muqueuse d'une partie des intestins est couverte d'une bile jaunâtre et épaisse; elle est injectée d'une manière très-sensible. Les autres organes sains.

Ainsi que nous le disions, les excès de boisson avaient depuis longtemps prédisposé le malade aux congestions cérébrales : l'érysipèle n'est ici que l'épine qui détermine le mal, mais son rôle n'en a pas moins été réel. Déjà, nous avons eu à signaler un cas analogue, le fait d'une femme chez laquelle la fièvre typhoïde a subitement mis en jeu tous les éléments accumulés par la prédisposition héréditaire et l'alcoolisme : c'est ici le pendant. Remarquons d'ailleurs cette céphalalgie habituelle qui persiste durant un mois, à partir de l'érysipèle, et qu'on peut regarder comme l'indice du travail inflammatoire et congestif, dont cette affection a été le point de départ. Enfin, la durée de la paralysie a été d'autant plus courte, que les causes ont été plus énergiques et plus rapidement accumulées.

§ VII. — *Angine*.

Nous ne ferons que rapporter dans ce dernier paragraphe le cas unique et remarquable d'un délire maniaque consécutif à une angine tonsillaire.

Il a été observé par M. Thore qui l'a consigné dans les *Annales médico-psychologiques*.

OBSERVATION XLI.

(M. Thore, *Annales médico-psychologiques;* 1850.)

Angine avec abcès de l'amygdale droite; au moment de la convalescence, délire avec hallucinations de courte durée.

G. C....., âgé de 44 ans, maître carrier, est sujet à des angines tonsillaires assez graves, et qui se terminent le plus ordinairement par suppuration. Il est d'ailleurs fort sobre et ne fait aucun excès. Le 28 novembre 1843, je suis appelé auprès de lui pour une angine qui paraissait débuter d'une manière bénigne, et je me borne à conseiller l'emploi d'un gargarisme alumineux.

Le 1er décembre, je le trouve dans un état d'agitation, d'anxiété; il se plaint de ne plus pouvoir respirer et d'être menacé d'asphyxie; il ne peut avaler une seule goutte de liquide. La fièvre est assez intense, la peau chaude. La déglutition est en effet d'une extrême difficulté, et la plus petite quantité de liquide ingérée semble provoquer la suffocation. A l'examen du fond de la bouche, il est facile de constater qu'il existe dans l'amygdale droite une collection purulente; une incision est pratiquée immédiatement; un pus fétide s'en échappe; après cette opération, un mieux est très-marqué, et le reste de la journée se passe bien, malgré une fièvre encore très-intense. La déglutition se fait avec facilité; la nuit est bonne et le sommeil parfaitement calme.

Le lendemain, 2, formation nouvelle de pus, nouvelle incision. La fièvre a cessé. Il est d'ailleurs parfaitement calme, se nourrit bien depuis l'incision, et je le considère comme guéri.

Le 3, après une nuit assez paisible, il est pris tout à coup, vers le matin, de délire avec hallucinations; il croit voir autour de lui des personnes qui n'y sont point en effet; il leur adresse la parole et converse avec elles; il veut se lever et descend plusieurs fois de son lit, où l'on a quelque peine à le maintenir; il a constamment les yeux dirigés vers la fenêtre, de là il veut parler à ses ouvriers et leur donner des ordres. Le regard est fixe, toujours dirigé vers le même point. Il reconnaît assez bien les personnes qui l'approchent; mais il y a beaucoup d'incohérence dans ses paroles.

Le pouls est parfaitement régulier et calme, il est à 64. La peau est fraîche. L'état du pharynx et des amygdales est tout à fait satisfaisant. Je crois devoir rassurer les parents du malade, qui sont fort effrayés de son état; je me borne à prescrire une alimentation modérée et une potion légèrement opiacée.

Le 4, la nuit a été fort agitée; à plusieurs reprises il a voulu s'élancer de son lit, en disant qu'il fait jour et qu'il veut retourner à ses travaux. L'agitation diminue vers le matin; mais les hallucinations persistent; il est plus calme, il y a moins d'incohérence dans les idées. Pouls, 64; appétit. Au bout de peu de jours la raison est complétement rétablie, et depuis lors il n'a pas éprouvé le moindre trouble de l'intelligence, bien qu'il ait eu des amygdalites encore terminées par suppuration.

Nous avons vainement cherché d'autres exemples analogues à celui-ci. Véritablement, dans ce cas, on ne voit pas bien la liaison, et l'on se demande quel rapport il peut y avoir entre l'angine et la folie ? Pourtant le fait est bien réel, et il importe avant tout de le constater en attendant les autres. On serait, à la rigueur, tenté de rapporter ce délire à la fièvre elle-même, fièvre indiquée comme assez intense au début ; cependant on ne peut s'empêcher de remarquer, qu'au contraire, la fièvre avait considérablement baissé quand le délire a éclaté ; puis il y avait là des hallucinations, tout le cortége des signes ordinaires de la folie, lesquels ne peuvent être confondus avec le délire incohérent des malades qui, comme on dit, battent la campagne sous l'influence de la fièvre. Quoi qu'il en soit, le cas était bon à enregistrer : c'est ce que nous avons fait.

CHAPITRE II.

ÉTIOLOGIE, DIAGNOSTIC.

I. « J'ai la conviction qu'à une modification maladive de l'intelligence correspond toujours une modification connue ou inconnue, soit du cerveau lui-même, soit des conditions matérielles à l'aide desquelles il fonctionne » (1).

Ces paroles du regrettable M. Marcé, enlevé si prématurément à la science, résument parfaitement la doctrine à laquelle nous nous rattachons. C'est dans cette voie, toujours ouverte à nos investigations, que nous devons résolument marcher. En dehors des rêveries de la psychologie pure, le champ des faits, toujours accessible, reste à explorer ; si vaste qu'il soit, nous ne désespérons pas de le voir un jour entièrement parcouru.

Ne soyons donc pas étonné de retrouver, dans l'étiologie de la folie, signalées parmi les causes physiques un certain nombre de maladies aiguës. Il reste à savoir quelle part revient au juste à ces dernières dans la production de l'aliénation : tàche difficile en raison du petit nombre de faits, dont plusieurs même sont incomplets.

Aussi ne pouvons-nous donner à cet égard que des indications rapides et superficielles.

____

(1) Marcé, *Traité des maladies mentales*, p. 35,

En effet, sur les 43 observations que nous avons rapportées dans le cours de ce travail, il en est 9 seulement dans lesquelles les antécédents et causes prédisposantes ou autres sont, je ne dirai pas notés, mais recherchés ; de sorte que l'on ne peut absolument rien en conclure, les auteurs ayant complétement négligé ce point important ; et pour le dire de suite, c'est dans les seules observations de M. Baillarger, et dans une de M. Délioux, que la recherche de l'hérédité et autres causes prédisposantes a été spécialement indiquée.

Évidemment, dans les cas qui nous occupent, l'affection aiguë est la cause accidentelle ou déterminante. La question qu'il importerait de résoudre est celle de savoir : si cette cause est unique et suffisante, ou si elle n'agit que sur des sujets *manifestement* prédisposés ; nous disons manifestement, car le fait en lui-même n'est pas douteux ; seulement, nous pensons qu'il peut y avoir là une idiosyncrasie qui ne s'est révélée par aucun antécédent connu, l'hérédité, par exemple.

II. Parmi les principales causes dites prédisposantes de la folie, on range le climat, les saisons, l'âge et l'hérédité.

Du climat, il ne peut être question ici, tous nos faits ayant été récueillis et observés en France.

Quant aux saisons, sur nos 43 cas, il en est seulement 24 dans lesquels l'époque de l'année soit mentionnée. Or, sur ces 24 cas, 16 ont été observés dans le semestre de mai à septembre ; celui que les statistiques indiquent en effet comme le plus chargé en général. Mais, si l'on note que là sont compris les 5 cas de choléra, qui ne peuvent être observés que dans ce semestre, on verra que l'équilibre est à peu près rétabli, et que les cas se répartissent à peu près indifféremment sur tous les mois de l'année.

L'âge ne peut non plus entrer ici en ligne de compte ; car le délire est subordonné là à la maladie préexistante, qui s'observe dans ces cas comme dans les autres, à ce qu'on pourrait appeler l'âge d'élection, c'est-à-dire l'enfance et la jeunesse pour la fièvre typhoïde, l'âge adulte pour la pneumonie, etc. etc.

Mais, dans ce cas particulier, comme dans toute la pathologie mentale, la grande question à résoudre, la question dominante, était celle de l'hérédité, cette cause prédisposante si généralisée, que M. Marcé a pu dire que, sur 3 cas, elle existe au moins dans 2. Malheureusement nous n'avons que 9 observations pour trancher la question ; sur les 9, l'hérédité est signalée 3 fois. Nous ne pouvons donc rien en conclure, ni pour ni contre ; il est à regretter que cette cause n'ait pas été indiquée dans les 34 autres observations.

Il pouvait être intéressant aussi de se demander quel rôle avait joué, dans la production du délire,

le traitement dirigé contre la maladie déterminante? Ce rôle nous a paru en général assez mi-
nime. En effet, dans la fièvre typhoïde d'abord il
ne peut en être question : l'organisme est débilité
par la maladie elle-même, non par les agents thé-
rapeutiques.

Dans la pneumonie, nous n'avons non plus rien
de particulier à signaler, la *manie* s'étant déclarée
indifféremment, quel qu'ait été le mode de traitement employé; de sorte que, jusqu'ici, il n'y a nullement lieu de mettre sur le compte de la saignée
et des antiphlogistiques, comme on pourrait être
porté à le faire, les accidents délirants déclarés
consécutivement à l'inflammation du poumon.

En résumé, et dans l'état actuel des choses, l'é-
tude des causes prédisposantes, appliquée au délire
consécutif aux maladies aiguës, ne nous apprend
encore rien. Nous pouvons seulement supposer
que l'hérédité joue un grand rôle. La maladie aiguë
reste alors seule, comme cause unique, occasionnelle et déterminante.

Sans revenir sur ce que nous avons déjà dit, nous
devons rappeler que la cause efficience pour nous
est, dans la plupart des cas, une congestion cérébro-
méningée.

III. Le diagnostic offre quelques particularités
intéressantes. Il s'agit de distinguer et de reconnaître, 1° s'il y a folie, 2° quelle est la variété.

1° Ici, comme en bien d'autres points de pathologie, c'est ou très-facile, ou très-difficile ; très-facile dans les cas bien tranchés, comme, par exemple, lorsque le malade vient vous dire qu'il n'a plus de langue, ou qu'il voit des gens sur les toits, etc. Il n'y aurait que la simulation qui pût induire en erreur ; nous y reviendrons. (V. ch. IV.)

Mais, ce n'est pas toujours aussi net. Ainsi, à la suite de la fièvre typhoïde surtout, il y a de ces cas embarrassants, véritablement sur la limite, et où l'on ne sait si l'on a simplement affaire à un malade très-affaibli, ou à un fou véritable, (V. l'obs. 9.) Il faut examiner avec soin, d'après les procédés employés en médecine mentale ; ordinairement, soit directement, soit surtout par l'observation des gens qui entourent le malade, on arrive à découvrir quelque bizarrerie, quelque excentricité qui vient éclairer le diagnostic.

Le grand point d'ailleurs, et celui sur lequel nous ne saurions trop insister, c'est de connaître la possibilité du délire à la suite de certaines maladies, et de savoir quelles sont ces maladies.

2° Quelle est la variété ou la forme de délire observé ?

Nous avons rapporté 40 observations ; mais le numéro 19 renferme 4 faits ; le numéro 29 deux, le sujet ayant eu deux pneumonies à un an d'intervalle, et du délire à la suite de chacune d'elles. D'autre part, nous ne comprenons pas ici le cas d'épilepsie.

Nous avons donc en tout 43 faits qui se répartissent de la manière suivante :

	Fièvre typhoïde.	Choléra et typhus.	Pneumonie, pleurésie.	Rhumatisme articulaire aigu.	Érysipèle.	Fièvres éruptives, (Rougeole et varioloïde.)	Angine.	Total.
Manie.	»	»	7	1		2	1	11
Affaiblissement intellect. avec ou sans hallucinat. (Démence aiguë de quelques auteurs).	12	»	»	»	»	»	»	12
Mélancolie avec délire hypochondriaque.	3	»	1	2	»	»	»	6
Monomanie ambitieuse. .	5	3	»	»	»	«	»	8
Hallucinations.	2	2	»	»	»	»	»	4
Paralysie générale.	»	»	»	»	»	»	»	2
Total								43

C'est donc l'affaiblissement intellectuel (ou démence aiguë de quelques auteurs) qui a été le plus souvent observé, et toujours à la suite de la fièvre typhoïde; on devra donc dans certains cas, et surtout chez les prédisposés, se tenir en garde contre cette éventualité, et savoir la reconnaître.

Par contre, on n'aura guère à y songer à la suite de la pneumonie; au contraire, c'est à la manie qu'il faudra tout d'abord penser.

Après la *démence* aiguë et la *manie*, la variété le plus souvent observée est la *monomanie ambitieuse,*

Nous renvoyons à ce que nous avons dit à propos
des cas particuliers (v. p. 15) ; mais nous tenons à
insister sur cette fréquence relative des monomanies ambitieuses : variété très-rare à l'état simple,
c'est-à-dire lorsqu'elle n'accompagne pas la paralysie générale. Or, sur 43 cas, nous avons 8 monomanies ambitieuses, c'est-à-dire 1/5 des cas ; nous
avons même 6 cas de délire hypochondriaque plus
ou moins compliqué, ce qui est hors de toute proportion normale, ce délire ne s'observant que très-
exceptionnellement à part le cas de paralysie générale. Nous nous sommes déjà expliqué sur ce sujet
(v. p. 27).

En résumé, nous ne pouvions songer à entrer
ici dans les détails de diagnostic différentiel que
l'on trouve dans tous les traités de pathologie mentale, où ils sont parfaitement à leur place. Nous
avons seulement indiqué quelles sont les variétés
les plus fréquemment observées, quelles sont leurs
complications et les maladies qui les comportent
spécialement.

Et, pour le dire en passant, on peut voir par
l'examen du tableau ci-dessus, que toutes les formes de délire admises par les auteurs ont été observées ; on trouve là, en effet, des exemples des
quatre grandes formes d'Esquirol : *lypémanie* (mélancolie), *monomanie, manie, démence :* bien entendu
il ne pouvait être question de la cinquième forme
(imbécillité, idiotie) qui suppose un vice congénital
dans la conformation des organes de la pensée.

Mais, d'autre part, jamais il n'a mieux paru combien sont artificielles toutes ces classifications. A l'exception de la manie, en effet, pas une forme qui soit simple et à laquelle on n'ait été obligé de joindre quelque épithète ou quelque autre forme pour déterminer la maladie. Et il ne peut en être autrement dans une classification qui ne repose pas sur l'anatomie pathologique et la nature de l'affection, dont l'état actuel de la science ne comporte d'ailleurs pas la connaissance complète.

Nous disons complète, car il y a déjà des données acquises, quoique imparfaites : nous avons ici un élément surajouté, élément d'ordre matériel parfaitement déterminé; car, par la nature du délire, la forme et les phénomènes concomitants, l'espèce des lésions appréciées dans certains cas; la plupart de ces faits se rangent tout naturellement dans la classe de ceux que M. Baillarger a si heureusement distingués sous le nom de *folies congestives.*

CHAPITRE III.

PRONOSTIC, TRAITEMENT.

I. Etablissons d'abord ce point important et incontestable : le pronostic est extrêmement favorable; nous verrons ensuite les cas particuliers.

Dans la pathologie ordinaire, il y a trois modes de terminaison possible d'une maladie : la guérison, l'état chronique ou la mort. Dans la pathologie mentale, il faut réduire à deux ces trois terminaisons; en ce sens que, sous plus d'un rapport, l'état chronique incurable ou la mort, c'est tout un.

Sur 43 faits, il n'en est que 6 dont la guérison ne soit pas mentionnée. Pour mettre tout au pire; sur 43 cas, 37 guérisons complètes, 4 morts et 2 cas indéterminés; en moyenne, 8 malades guéris sur 9. La proportion ordinaire de guérison dans les diverses formes de folies prises indistinctement est de 1 sur 9.

On voit donc combien il faudra peu s'effrayer d'une pareille complication si redoutable en apparence et en réalité dans les cas ordinaires. Dans la généralité des cas, on pourra rassurer la famille et prédire presque à coup sûr une guérison prochaine.

Car, ce qui vient encore augmenter la bénignité du pronostic, c'est la courte durée de la plupart des accès, plusieurs n'ont pas dépassé 24 heures; un certain nombre, près de la moitié, n'ont pas été au delà d'une semaine.

Voilà certainement des résultats qui jurent singulièrement avec les faits normaux. Pour ne citer qu'un exemple, la manie, la forme la plus bénigne et la plus courte, guérit rarement d'ordinaire en moins d'un mois ; et nous voyons plusieurs de nos manies consécutives n'avoir qu'une durée pour ainsi dire éphémère.

Il est juste d'ajouter qu'il y a des exceptions, mais qui ne peuvent infirmer la règle ; par exemple, le malade de l'obs. 3, qui reste un an et plus enfermé dans un asile.

Ainsi, pronostic très-favorable, quant à l'issue et quant à la durée de la maladie.

II. Voyons maintenant le pronostic des cas particuliers. Il y aurait deux manières de l'étudier, soit par rapport à la maladie ayant déterminé l'aliénation, soit quant à la forme d'aliénation elle-même. Ce dernier mode nous paraît plus commode et plus pratique, d'autant p'us qu'il peut incidemment renfermer l'autre.

La *diminution notable des facultés* ou démence aiguë observée 12 fois à la suite de la fièvre typhoïde, a guéri 10 fois ; un cas est indéterminé ; une autre fois il y a mort par incident étranger. Il n'y aura donc pas lieu de s'en effrayer outre mesure ; cependant, bien caractérisée, cette forme est à redouter, parce qu'elle fait entrevoir la possibilité d'une démence chronique et incurable, ou même d'une paralysie générale, quoique nous n'en ayons pas trouvé d'exemple.

La *manie* a toujours guéri, hormis dans un cas; à la vérité ce n'était plus la manie simple ou commune; il s'agissait d'un *délire aigu*, maladie toujours redoutable, quelle qu'en soit la cause apparente; car il y a là une affection des centres nerveux sur la limite de la méningite, et qui 2 fois sur 3 se termine par la mort.

Les *monomanies ambitieuses*, d'un pronostic si grave en thèse générale, ne doivent pas en imposer ici. Sur 8 cas, 7 guérisons; l'observation 8 est incomplète. C'est là une des particularités les plus remarquables, un des caractères les plus spécifiques du délire consécutif, que cette bénignité d'une variété ou, si l'on veut, d'un symptôme habituellement si grave.

Quant à la paralysie générale, nous répéterons ce que nous avons dit pour le délire aigu, à savoir : que la cause spéciale n'influe en rien sur le pronostic, puisqu'il s'agit d'une affection dans laquelle les centres nerveux portent les traces d'une lésion organique profonde et invétérée.

III. Le traitement offre ici une importance considérable. Nous ferons bon marché d'abord de la prophylaxie ; évidemment la vraie prophylaxie consisterait à empêcher l'invasion de la maladie déterminante, question intéressante à soulever, mais qui ne peut trouver place ici.

Nous ne croyons pas qu'il soit possible d'empêcher la folie de se déclarer chez certains individus, à la suite des maladies qui peuvent la causer. Il y a certainement quelques précautions à prendre ; mais elles se confondent avec le traitement curatif dans l'étude duquel nous allons entrer.

Il comprend, chacun le sait, des agents moraux et des agents physiques.

Nous avons peu de chose à dire des premiers, relativement au cas qui nous occupe, la cause productrice étant essentiellement ici de l'ordre physique. Nous dirons seulement un mot de l'*isolement*.

Cette condition « rigoureusement nécessaire » à la réussite du traitement, dit avec raison M. Marcé, condition si violemment attaquée maintenant et fort mal à propos, ne doit pas être négligée. Je n'ai pas à insister sur les avantages qu'elle procure, et que cet auteur fait ressortir avec tant de vigueur et de netteté (1). Quelle que soit d'ailleurs ici la bénignité du pronostic et la presque certitude de la guérison ; cette guérison, en somme, est singulièrement aidée par les agents du traitement, et l'*isolement* en est un capital que le médecin ne doit pas hésiter à conseiller.

Je ferai une exception pour les cas de démence

____

(1) **Marcé,** *loc. cit.*, p. 168.

consécutifs à la fièvre typhoïde : là les idées du malade ne sont pas très-persistantes (le plus souvent il n'en a pas), et la guérison peut s'obtenir au sein de la famille dont les soins alors sont plutôt utiles. Mais, dans les cas de manie, de mélancolie, et surtout dans les monomanies ambitieuses ou hypochondriaques, le malade doit être énergiquement et d'emblée condamné à la maison de santé, si l'on peut parler ainsi, condamnation qui d'ailleurs est toute à son profit et n'est pénible que pour la famille qu'il faut s'efforcer de persuader.

Avec l'*isolement*, l'*hygiène* et le *régime* doivent jouer le principal rôle. La plupart de ces malades sont placés en effet dans des conditions de débilitation plus ou moins profonde; et il est vraiment remarquable de voir comment, dans plusieurs de nos observations, la reconstitution intellectuelle s'est opérée concurremment avec la réparation physique; à mesure que le sang reprenait sa plasticité, les tissus leur tonicité, la masse encéphalique, revenant à ses conditions normales, retrouvait avec ses propriétés physiques, cette propriété d'ordre vital qui constitue l'intelligence.

Ainsi le régime tonique, dans toute sa rigueur, doit être tout d'abord imposé dans l'immense majorité des cas de délire consécutif, quelle que soit d'ailleurs sa nature ou sa variété; mais pourvu qu'il y ait anémie, cachexie plus ou moins profonde de l'économie.

Il est bien entendu, au contraire, que, dans les

cas de délire aigu , par exemple , ou de manie persistante, l'état du sujet étant d'ailleurs assez bon, il faudra procéder tout autrement. C'est ainsi que dans l'observation de manie n° 27 qui a duré cinq mois , on s'est bien trouvé de l'emploi des bains prolongés, non pas des bains d'une longueur démesurée, comme les donne M. Brierre de Boismont , c'est-à-dire de dix-huit à vingt heures ; mais des bains de cinq à six heures par jour, et sans interruption pendant deux, trois , quatre mois, si cela est nécessaire.

M. Baillarger nous a cité des cas de guérison obtenus par ce moyen, et les malades, loin d'être affaiblis, sortaient de l'hôpital bien portants et avec de l'embonpoint; c'est le cas de Mme B..... (observation 27) qui fut soumise pendant cinq mois à l'emploi des bains prolongés.

En résumé, à part le régime tonique qui est indiqué 9 fois sur 10, le traitement, dans le reste des cas, ne diffère pas de celui employé dans les formes diverses de la folie, quelle que soit d'ailleurs la cause déterminante.

Nous ne terminerons pas cependant ce chapitre sans toucher à une question incidente qui, jusqu'à un certain point, rentre dans notre sujet, d'autant plus que nous avons à cet égard deux ou trois faits bien tranchés. C'est à savoir s'il convient de rappeler les règles, quand elles se suspendent dans le cours de la folie, et aussi, ce qui n'est pas rare, lorsqu'elles restent supprimées encore trois, quatre mois et plus après la guérison complète. Cette question, sur laquelle on glisse généralement dans les traités de pathologie mentale, paraît à M. Baillarger d'une haute importance pratique. Il ne pense pas comme beaucoup de médecins que les règles doivent être rappelées.

D'abord, pendant la maladie, cela ne remédie en rien, ni n'améliore le pronostic ; mais, l'accès guéri, les règles ne reparaissant pas, que faut-il faire ? Question embarrassante, d'ailleurs souvent posée en réalité par les malades ou les parents. Quelques auteurs sont d'avis de rappeler l'écoulement menstruel par les moyens ordinaires.

M. Baillarger ne partage pas cette opinion : il pense, au contraire, que la guérison peut être sérieuse et durable, malgré la persistance de la suppression des menstrues, qui reparaîtront d'elles-mêmes dans un temps plus ou moins rapproché, sans qu'il soit nécessaire, ni même opportun, de provoquer artificiellement leur retour.

CHAPITRE IV.

CONSIDÉRATIONS MÉDICO-LÉGALES.

I. — La médecine légale, comme on le sait, touche à tous les points de la pathologie; on pourrait dire à certains égards qu'elle consiste dans l'application aux questions légales des connaissances exactes fournies par l'étude de la médecine.

Nul plus que M. le professeur Tardieu ne s'est appesanti sur ces considérations qui lui paraissent capitales : un médecin légiste doit connaître avant tout la pathologie; peu importe la loi, qui est uniquement du ressort des magistrats.

Un sujet comme celui que nous venons d'esquisser nous fournissait naturellement l'occasion d'examiner les questions médico-légales qui s'y rattachent, questions trop négligées, én général, et dont on est trop porté à abandonner la solution aux hommes qui en sont spécialement chargés. Quelle que soit d'ailleurs ici leur importance, fût-elle des plus minimes, nous avons cru devoir consigner au moins les indications qu'a pu nous suggérer l'examen de nos observations.

« L'action que certaines perturbations pathologiques, matérielles, peuvent exercer sur le développement de la folie, dit Marc (1), est parfois si réelle, si évidente, que le médecin ne saurait la négliger dans toute recherche judiciaire sur l'aliénation mentale. L'influence de ces perturbations est, il est vrai, moins tranchée, sous le rapport des formes de la folie, puisque, à l'idiotie près, elles peuvent produire indistinctement chacune d'elles ; mais cette influence est, généralement parlant, si puissante dans beaucoup de cas, qu'il est indispensable de ne pas la négliger. Cette attention est particulièrement nécessaire dans les cas où il existe quelque obscurité sur la réalité d'une lésion quelconque de l'entendement ; car, si l'on peut alors y attacher quelque circonstance pathologique, capable de l'avoir fait naître, ou seulement d'y avoir eu quelque part, on acquiert ainsi un élément de conviction qui, réuni à l'ensemble des autres données, peut conduire à un degré de certitude propre à permettre au médecin d'établir des conclusions positives. »

S'il est vrai, en effet, que les questions de médecine légale se réduisent à des questions de diagnostic, il ne faut pas oublier que dans bien des cas, en pathologie mentale comme ailleurs, la connaissance de l'élément *cause* peut jeter un jour merveilleux sur les faits entachés d'obscurité. Il importe donc avant tout de ne pas ignorer que certaines maladies peuvent déterminer l'aliénation mentale. Tout d'abord, nous laisserons de côté la simulation, n'ayant rien

---

(1) Marc, *De la Folie considérée dans ses rapports avec les questions médico-judiciaires*, t. 1, p. 315.

de particulier à en dire. Le vulgaire n'est pas toujours au courant de la question ; ainsi, un individu n'ira pas au sortir d'une fièvre typhoïde par exemple simuler la démence ou la monomanie ambitieuse. Il est vrai qu'on rencontre de ces gens ingénieux qui savent un peu de tout ; le cas échéant, on procédera à l'aide des moyens d'investigation ordidaire.

II. — Au point de vue *criminel*, il faut savoir que certaines formes de folie développées à la suite de maladies aiguës, peuvent s'accompagner d'actes passibles en apparence de la répression judiciaire. L'observation suivante en est un exemple frappant.

OBSERVATION XLII.

(Thore, *Annales médico-psychologiques;* 1850.)

Fièvre typhoïde grave chez un jeune homme de 17 ans ; pendant la convalescence, abcès multiples, délire avec hallucinations de la vue et de l'ouïe, d'abord calme et de plus en plus violent ; alternatives d'agitation et de surdité ; kleptomanie bien caractérisée ; la séquestration devient nécessaire.

D....., garçon âgé de 17 ans, brun, a déjà eu plusieurs maladies graves pour lesquelles je lui ai donné des soins. Il tomba malade le 24 juillet 1848. Je ne puis recueillir sur ses antécédents rien de bien particulier, si ce n'est qu'il a été très-vivement impressionné des événements politiques de juin. Son caractère est fort doux, il est très-timide, et l'on conçoit en effet qu'il ait été fortement ému de quelques scènes qui ont eu lieu devant lui.

Dès le début, fièvre intense, 120 pulsations ; sécheresse et rougeur de la langue, dents fuligineuses, taches lenticulaires ; gargouillement dans la fosse iliaque droite ; météorisme ; stupeur portée au plus haut degré ; délire calme, mais incessant, avec loquacité; diarrhée très-tenace et très-abondante, selles verdâtres et liquides. Cet état se prolonge sans changement bien notable jusqu'au 10 août, époque à laquelle il a une épistaxis très-considérable. Depuis ce moment, les symptômes prennent encore plus de gravité.

État adynamique. On a recours aux préparations de quinquina et à l'application de nombreux vésicatoires.

Vers le 15 août un faible mieux se manifeste, il y a toujours du délire. Dans les derniers jours du mois d'août, il se forme des abcès aux deux fesses, puis aux mollets, aux cuisses près des points où les vésicatoires ont été appliqués; ils sont incisés. Depuis lors la langue reste constamment nette et humide, le ventre est plat et indolent, le pouls est faible, la surdité est moindre, il a repris toute son intelligence. Le 26 août, plus de diarrhée, selles solides. La fièvre a cessé, il commence à avoir un peu d'appétit et il se lève pendant quelques instants. On peut le considérer comme convalescent.

Le 3 septembre, il se forme au fémur et à la cuisse droite des abcès que l'on incise; il mange plusieurs potages par jour, il n'a plus de fièvre; la langue est humide, les dents complétement nettoyées. On remarque de l'agitation pendant la nuit; son cerveau, qui était en fort bon état, semble se troubler de nouveau; il se livre à des actes fort bizarres; il marche à quatre pattes, et va pendant la nuit réveiller ses parents sans motif. Il prétend qu'il est entouré d'insurgés qui en veulent à ses jours; il veut se défendre et demande du secours. Il prétend qu'il les voit et les entend, qu'ils le menacent et veulent l'empêcher de travailler. Il y a beaucoup d'incohérence dans ses paroles quoiqu'il réponde assez bien aux questions qu'on lui adresse. Dans la journée, il est assez calme, et s'habille, mange avec appétit; mais il a toujours des hallucinations de la vue et de l'ouïe.

Le 8, il a encore au front plusieurs abcès que l'on incise ; il a toujours des hallucinations et il veut sortir pour aller demander de l'ouvrage; son délire est tranquille, sans agitation ni violence.

Le 20, il s'échappe de chez lui pour aller chez un épicier voisin, à qui il veut acheter toute la boutique; il dit qu'il possède beaucoup d'argent, et qu'on lui en doit encore davantage; il finit par prendre une poignée de pruneaux qu'il destine à son frère, dit-il, et qu'il s'empresse de manger en chemin. Il a toujours des hallucinations de la vue et de l'ouïe ; il entend des bruits extraordinaires et voit des hommes qui travaillent auprès de lui. Il reprend d'ailleurs de la force et de l'embonpoint ; il a un appétit exagéré. Il se lève à chaque instant pendant la nuit et appelle à grands cris sa sœur qui est malade et couchée auprès de lui. Il a toujours une grande disposition pour le vol.

Le 22, il a été prendre du raisin dans un jardin voisin en sautant par-dessus un mur ; il en mange une grande quantité et il est pris de diarrhée et de fièvre pendant quelques jours.

Le 28, il y a toujours beaucoup de désordre dans les idées. Les hallucinations sont moins fréquentes ; cependant il voit toujours des gens qui le menacent, il leur adresse des injures et veut se battre avec eux. Il continue de voler ; il prend tout ce qui lui tombe sous la main, en disant toujours que c'est pour son frère. Son appétit est exagéré. Toute la journée il reste sur une chaise dans un état de stupidité, air hébété, face sans expression, et pleure et rit sans motif. Il a de temps en temps des excitations involontaires. Il reprend de l'embonpoint.

1er *octobre.*—Persistance des hallucinations ; il a encore été prendre chez un marchand un pantalon et une casquette. Plus de délire ni d'agitation pendant la nuit ; il dort bien. Il devient plus propre.

Le 10. Jusqu'à ce jour il est resté paisible et très-docile. Le soir, il a une conversation avec un jeune homme qui a des opinions politiques très-exaltées ; à la suite de cette longue conversation, le délire reparaît avec violence. « Tout cela va finir, dit-il ; les voilà, ils viennent ; nous allons bien rire. » Puis il rit aux éclats, indiquant l'endroit par lequel les hommes doivent paraître.

Il va pendant un temps fort long écouter à la porte, en disant qu'ils viennent ; il l'ouvre, et, ne les trouvant point, il prétend qu'ils se sont éloignés. Il se livre ensuite à toutes sortes d'excentricités, puis embrasse sa mère, sa sœur, en répétant toujours : cela va bientôt finir. Il est très-agité pendant toute la nuit ; il n'a pas un instant de sommeil et répète sans cesse les mêmes paroles. Il refuse les aliments qu'on lui présente pendant le jour, tandis qu'auparavant rien ne pouvait satisfaire sa faim. Il est fort triste et ne répond rien aux questions qu'on lui adresse.

Le 12. Son état s'est beaucoup aggravé depuis quelques jours : il pleure, chante et crie le jour comme la nuit; il répète pendant des heures entières les mêmes mots; il embrasse et frappe tout à la fois les personnes qui sont auprès de lui, il urine et satisfait tous ses besoins au milieu de la chambre. La face est altérée, son pouls très-faible; la peau est fraîche. Il refuse toujours de manger.

Le 13. Aujourd'hui il est dans un état de stupidité complète, au lieu d'être agité comme la veille; il ne répond pas aux questions, écoute et ne dit mot. Il est toujours malpropre. Ses parents se trouvant dans l'impossibilité de le garder et de le soigner, il est transféré à l'hôpital de Bicêtre et y reste pendant quelque temps dans un état d'agitation considérable. Vers la fin de décembre, il est devenu, au rapport de sa mère, fort calme. Depuis cette époque, il a été conservé dans l'établissement; il y rendait quelques services. On l'aimait à cause de son caractère tranquille et doux. Il n'a plus donné de signes de folie.

Il a succombé à une attaque de choléra pendant le mois de juin 1849.

On sait que la *kleptomanie* dont cette observation est un exemple si remarquable, a été niée en tant que phénomène isolé, et, pour le dire de suite, c'est à la première période de la paralysie générale que se rapporte le plus grand nombre des observations citées. Notre cas, (obs. 39) en est un exemple de plus.

Cependant elle peut exister à l'état simple; ce n'est pas tout à fait le cas ici, puisqu'il y a des hallucinations et un délire complexe. C'est un fait intermédiaire et qu'il est bon de connaître. Le diagnostic d'ailleurs n'offre ici aucune difficulté, et il ne pourrait y avoir matière à discussion que pour des gens tout à fait ignorants de l'aliénation mentale, comme le sont les magistrats par exemple; c'est au médecin à les éclairer; aussi les faits de la nature de celui-ci méritent-ils d'être connus. On trouvera encore dans le cas suivant, relaté par M. Morel (1), un exemple remarquable de folie consécutive à une affection aiguë, et pendant laquelle des tendances criminelles se sont manifestées :

OBSERVATION XLIII.

Une jeune fille nous fut envoyée, à l'âge de 14 ans, dans un état de stupeur profonde, arrivée dans la période de convalescence de la fièvre typhoïde.

Je la soumis à un traitement hydrothérapique dont je n'eus qu'à me louer, et je la renvoyai parfaitement guérie en apparence au bout de sept à huit mois.

Elle resta pendant un an bien portante, et nous fut ensuite renvoyée pour un état mental des plus bizarres. Il se produisit, chez cette jeune fille, des explosions soudaines de manie avec tendance à des actes malfaisants. Un jour, elle emporte un enfant de son village dans ses bras, et veut, dit-elle, aux personnes qui l'interpellent, le jeter dans une mare voisine. Son caractère devient impérieux en même temps qu'il est futile; elle a de la propension à délirer dans le sens des idées de grandeur, et tout nous fait présager une terminaison funeste de cette affection.

III. — Nous avons peu de choses à dire pour ce qui concerne les affaires civiles, testaments, donations, etc. etc. Là, comme au point de vue crimi-

(1) Morel, *Traité des maladies mentales*, p. 167.

nel, tout se réduit à une affaire de diagnostic, ce qui d'ailleurs est loin d'être toujours facile. Cependant il est un point qui nous permettra de donner quelques indications dans le sujet particulier qui nous occupe. « On a le tort, dit M. Legrand du « Saulle (1), dans toutes ces affaires de testament « et autres, de ne pas s'occuper assez de la mala- « die à laquelle le testateur, par exemple, a suc- « combé. Ainsi, il est tout un ordre d'affections « dans lesquelles le malade meurt, sinon avec l'in- « tégrité complète de son intelligence (ce qui est « exagéré), au moins en la conservant assez nette; « telles sont les affections du cœur, du foie, du tube « digestif en général, la pleurésie et les affections « des séreuses, etc. etc. » Il ne faudrait donc pas s'en laisser imposer; et de ce qu'un malade par exemple est mort d'une pleurésie, ou d'un rhuma- tisme articulaire aigu, en conclure qu'il a suc- combé en pleine possession de son intelligence : il faut bien savoir qu'à la suite de ces maladies, comme le prouvent nos observations, il peut se dé- velopper un délire qui fait que le sujet, loin de se trouver en pleine possession de son intelligence est complétement aliéné.

Il y a là des faits dignes d'attention, encore peu connus, et sur lesquels nous insistons, en les signa- lant avec toute l'importance qu'ils méritent.

(1) Legrand du Saulle, Cours fait à l'École pratique (1865).

CONCLUSIONS.

En résumé, des faits consignés dans ce travail nous croyons pouvoir tirer les conclusions suivantes :

1° Il existe un certain nombre de maladies aiguës à la suite desquelles la folie peut se développer.

2° A part l'état puerpéral et les intoxications dont nous ne nous sommes pas occupé ici, ces maladies sont surtout la fièvre typhoïde, puis la pneumonie et le choléra ; plus rarement les fièvres éruptives et le rhumatisme articulaire aigu.

3° La folie paraît liée dans ces différents cas à une congestion active ou passive de l'encéphale, coïncidant souvent avec un état anémique du sang.

4° Les formes de délire le plus fréquemment observées sont : la *démence aiguë* et la *manie ;* puis la *monomanie ambitieuse* et la *mélancolie hypochondriaque.*

5° De nouvelles recherches sont nécessaires pour établir le rôle de l'hérédité dans l'apparition de ces vésanies.

6° Le pronostic est en général extrêmement favorable, et la durée du délire très-courte.

7° Le régime tonique est le mode de traitement qui réussit le mieux dans la plupart des cas.

TABLE DES MATIÈRES

PARIS. — A. PARENT, Imprimeur de la Faculté de Médecine, rue Monsieur-le-Prince, 31.